Apurba Ganguly

Diagnóstico, prevenção e fitoterapia para distúrbios osteoartríticos

Apurba Ganguly

Diagnóstico, prevenção e fitoterapia para distúrbios osteoartríticos

Parâmetros de diagnóstico da dor e prevenção das DAO

ScienciaScripts

Imprint

Cover image: www.ingimage.com

This book is a translation from the original published under ISBN 978-3-330-65274-3.

Publisher:
Sciencia Scripts
is a trademark of
Dodo Books Indian Ocean Ltd. and OmniScriptum S.R.L publishing group

120 High Road, East Finchley, London, N2 9ED, United Kingdom
Str. Armeneasca 28/1, office 1, Chisinau MD-2012, Republic of Moldova, Europe
Managing Directors: Ieva Konstantinova, Victoria Ursu
info@omniscriptum.com

Printed at: see last page
ISBN: 978-620-8-38881-2

ÍNDICE

RESUMO

As doenças osteoartríticas (DAO) ocorrem nas articulações do joelho, nas regiões lombar, cervical e da anca. A nível mundial, estas doenças são um dos principais problemas de saúde. Ocorrem devido à idade, à obesidade, a lesões que afectam os músculos e os ossos, à postura de trabalho, etc. O objetivo é desenvolver ferramentas para o diagnóstico e a prevenção da dor nas DAO e a sua normalização através de um protocolo fitoterapêutico tópico com tratamento especializado. O estudo foi efectuado com base em 216 indivíduos (75% do sexo feminino) com idades compreendidas entre os 45 e os 80 anos, com dores em caso de DAO, e 203 funcionários da organização (do sexo feminino: 65%) com idade ≤40 anos sem qualquer queixa de dor, mas com anomalias grosseiras nas caraterísticas anatómicas e pouco nas observações bioquímicas e radiológicas, que foram diagnosticadas categoricamente e foram tomadas medidas preventivas com a ajuda da aplicação tópica de fitoconstituintes em extractos aquosos de *Cissus quadrangularis*, *Heliotropium indicum, Rosmarinus officinalis* e *Calotropis gigantea* conservados com óleo de sésamo e cera de colmeia. Os presentes resultados foram demonstrados como uma ferramenta de diagnóstico para as DAO ou para a deteção da fase inicial da osteoartrite do joelho com a ajuda de medidas anatómicas do espaço do joelho entre a cabeça curta do músculo bicípite femoral na parte lateral da articulação do joelho e o nível da cama (KGB), o diâmetro do grupo de músculos da coxa (DTM), o diâmetro do grupo de músculos ligados à articulação do joelho, 4 cm acima da rótula (DAP), diâmetro do grupo de músculos ligados à articulação do joelho, 4 cm abaixo da rótula (DBP), diâmetro do grupo de músculos da barriga da perna (DCM) e flexões e extensões do joelho nas posições supina, prona e de pé para ambas as pernas e parâmetros bioquímicos como a creatinina fosfoquinase muscular (CPK-MM), a proteína C-reactiva (PCR) e a aldolase A e imagens radiológicas na linha de base (0 sessão). Em caso de prevenção, os parâmetros acima mencionados foram comparados com os resultados de 28th sessões de tratamento com fitoterapia. Em conclusão, os presentes resultados indicam um estudo pioneiro de novos parâmetros de diagnóstico da dor para a recuperação completa da osteoartrite do joelho e a prevenção da fase inicial da doença osteoartrítica na articulação do joelho através de um protocolo fitoterapêutico, conforme evidenciado por observações anatómicas, perfis bioquímicos e dados radiográficos.

Palavras-chave: Protocolo da DAO; Prevenção da DAO; Tratamento da DAO; Fitoterapia; Biomarcadores para a DAO.

INTRODUÇÃO

As doenças osteoartríticas (DAO) foram classificadas em osteoartrite, artrite reumatoide, espondiloartrite, artrite psoriática, artrite reactiva, espondilite anquilosante e artropatia neurogénica, que constituem uma grande preocupação para a saúde em todo o mundo. São vulgarmente conhecidas como doenças das articulações [1]. A doença artrite e as perturbações músculo-esqueléticas foram estimadas pela primeira vez por Lawrence et al. [2]. Segundo eles, as perturbações músculo-esqueléticas gerais e selecionadas são a osteoartrite, a artrite reumatoide, a artrite reumatoide juvenil, as espondilartropatias, o lúpus eritematoso sistémico, a esclerodermia, a polimialgia reumática/artrite de células gigantes, a gota, a fibromialgia e a lombalgia. Estas doenças articulares foram identificadas nas articulações perto da extremidade dos dedos, na base do(s) polegar(es), no pescoço, na zona lombar, nos joelhos e nas ancas. As articulações de um lado do corpo são frequentemente mais afectadas do que as dos outros lados [3-4]. O estudo tem realçado o peso das quatro principais doenças músculo-esqueléticas, como a osteoartrite, a artrite reumatoide, a osteoporose e a lombalgia. Este fardo foi reconhecido pelas Nações Unidas e pela OMS (Organização Mundial de Saúde), que aprovaram a Década dos Ossos e das Articulações 2000-2010. Normalmente, estes sintomas manifestam-se ao longo dos anos. Estes podem afetar o trabalho e as actividades diárias normais. Em todos os tipos de artrite, as articulações são as principais afectadas [5]. De acordo com Glyn-Jones et al. [6], a epidemiologia destas doenças depende da complexidade e das respostas multifactoriais com componentes genéticos, biológicos e biomecânicos.

Existem muitos factores causais, como a idade, a obesidade, lesões que afectam os músculos e os ossos, etc. [7-8]. Foi estabelecido que os sintomas comuns das DAO são a dor, a inflamação, a rigidez e a limitação da amplitude de movimentos [9]. Também foi referido que a DAO tem sido caracterizada por alguns achados artroscópicos, sintomas clínicos e alterações radiográficas [10-11].

Parâmetros como os anatómicos [12-17], bioquímicos [13-20] e radiológicos [13-15; 17; 21], foram estabelecidos como marcadores para detetar DAO. É interessante notar que vários investigadores estudaram principalmente a amplitude de movimento (ADM) para observações anatómicas [22-23], enquanto Ganguly [13-15;17] estudou salientaram que outros parâmetros anatómicos podem detetar anomalias, nomeadamente intervalo do joelho entre a cabeça curta do músculo bíceps femoral na parte lateral da articulação do joelho e o nível da cama (KGB), diâmetro do grupo de músculos da coxa (DTM), diâmetro do grupo de músculos ligados à articulação do joelho, 4 cm acima da rótula (DAP), diâmetro do grupo de músculos ligados à articulação do joelho, 4 cm abaixo da rótula (DBP), diâmetro do grupo de músculos da barriga da perna (DCM) e flexões e extensões do joelho nas posições supina, prona e de pé (KFS, KFP, KFSt, KES, KEP, KESt., respetivamente) para ambas as pernas.

De um modo geral, os tratamentos disponíveis para a DAO ainda não têm cura completa. Os investigadores estão a estabelecer várias abordagens científicas modernas para prevenir a doença. De acordo com Bernhard e Vunjak-Novakovic [24], a regeneração da cartilagem através de células, biomateriais e engenharia de tecidos pode ser uma técnica adequada para recuperar as DAO. Noutros trabalhos de investigação, vários investigadores sublinharam que a glucosamina pode proporcionar um alívio modesto da dor a alguns doentes com osteoartrite do joelho, da anca e da coluna vertebral. A Natural Medicines Comprehensive Database classificou a glucosamina como "provavelmente eficaz" para a osteoartrite, sendo assim mais elevada do que a condroitina. A maioria dos estudos incluídos na recomendação foram efectuados em doentes com osteoartrite do joelho, porque a glucosamina é muito segura. Pode ser experimentada em vez de anti-inflamatórios não esteróides (AINE) em doentes que necessitam de tratamento a longo prazo e não podem tomar AINE. Foi também referido que a glucosamina e a condroitina, individualmente ou em combinação, podem ser utilizadas no tratamento da dor nas articulações do joelho [25]. Estes tratamentos estão ainda em fase de desenvolvimento e podem também ser dispendiosos e de longa duração. Para além destes, o tratamento definitivo é a cirurgia na área específica das DAO [26]. Verificou-se também que as DAO podem ser evitadas apenas através do alívio da dor e que as abordagens terapêuticas são a fisioterapia, os analgésicos, a injeção de ácido hialurónico, a injeção lubrificante, as injecções de esteróides (corticosteróides) ou de medicamentos não esteróides (AINE), etc. [27-29], juntamente com alguns medicamentos para a dor. [27-29], juntamente com algumas práticas de gestão da dor [30-32]. Mas ninguém tentou antes desenvolver um protocolo de diagnóstico da dor com a ajuda de parâmetros anatómicos, bioquímicos e radiológicos e um tratamento fitoterapêutico tópico para as DAO. Trata-se de um novo método alternativo pioneiro para estabelecer o protocolo de diagnóstico da dor e a normalização completa numa abordagem sustentável para os doentes com DAO e também para determinar as futuras medidas preventivas para as DAO com ou sem sensação de dor, quer nas articulações quer nos músculos, através de um protocolo de tratamento fitoterapêutico específico, evidenciado por observações anatómicas antes e depois, perfis bioquímicos e imagens das articulações da coluna vertebral e do joelho. No entanto, os extractos de plantas já foram utilizados tradicionalmente para tratamento e este conhecimento tem implicado a utilização medicinal para a prevenção de várias doenças após a experimentação em micróbios e animais e, em última análise, no ser humano [33-35]. No entanto, os trabalhos de investigação referem a utilização oral de extractos de plantas no tratamento da osteoartrite [36-39], ao passo que os fitoquímicos aplicados por via tropical não foram referidos por outros investigadores [13]. Durante as DAO, as estruturas anatómicas de ambas as pernas, tais como os músculos da barriga da perna, os músculos ligados às articulações do joelho acima e abaixo da rótula, os músculos da coxa e a amplitude de movimentos das articulações do joelho não são semelhantes entre si, devido à rigidez dos músculos, à perda de massa muscular

(atrofia), inflamações, compressão do(s) nervo(s) entre os ossos/vértebras, crescimento ósseo anormal, deformidades em varo/valgo, deposição de metabolitos que produzem dor, interferência cirúrgica, condições traumáticas, etc., nas várias articulações das pernas e da região dorsal e à sua volta. Como resultado, surgem distúrbios maciços nos sistemas muscular e nervoso [13-17]. Além disso, em condições de DAO, verificam-se flutuações significativas dos níveis de enzimas bioquímicas, como a creatina fosfoquinase muscular (CPK-MM), a proteína C-reactiva (PCR) e a aldolase A, devido a inflamações, lesões musculares, infecções, cirurgia, traumatismo, necrose dos tecidos, etc. [18; 40-41]. [18; 40-41]. O autor também estabeleceu a normalização completa das deformidades em varo/valgo na DAO do joelho com este tratamento fitoterapêutico [17].

Os objectivos dos presentes estudos são identificar os doentes com DAO com dor ou sem sintomas de dor (para prevenção), a fim de estabelecer o protocolo de diagnóstico com a ajuda de observações anatómicas, parâmetros bioquímicos e imagens da coluna vertebral e das articulações do joelho (TAC ou raios X ou RMN) e normalizar as DAO com a ajuda de técnicas especializadas através da aplicação tópica de fitoconstituintes de extração aquosa de plantas medicinais indianas específicas, nomeadamente *Cissus quadrangularis, Heliotropium indicum*, *Rosmarinus officinalis* e *Calotropis gigantea*. Estabelecer o tratamento para a normalização das DAO em relação às melhorias dos parâmetros anatómicos e bioquímicos, juntamente com os resultados da radiografia no final de 42 sessõesnd , comparando com os parâmetros acima mencionados na linha de base (sessão 0). Por último, para prevenir com uma abordagem sustentável, que indicava que a dor numa articulação do joelho e/ou lombar e/ou dorsal e/ou cervical não pode ser transmitida a essas regiões no futuro. Embora as anomalias tenham sido detectadas em caso de dor ou não durante o diagnóstico, também podem ser normalizadas com simetria e também para estabelecer um alívio permanente da dor através deste protocolo fitoterapêutico especializado.

MATERIAIS E MÉTODOS

2.1 Recrutamento de pacientes

Um total de quatrocentos e catorze pacientes (homens: 158 e mulheres: 256), todos com idade ≥ 40 anos, que relataram pelo menos um joelho doloroso ou dor na região lombar, foram recrutados para o presente estudo em oito clínicas da OPTM Health Care (P) Ltd localizadas nas principais cidades da Índia, como Calcutá, Deli e Mumbai. Todos os doentes recorreram às clínicas para o tratamento de joelho(s) doloroso(s) ou dor nas costas (doenças osteoartríticas) durante o período de novembro de 2014 a dezembro de 2015. Foi obtida a aprovação do Comité de Ética do OPTM Research Institute para o estudo. O OPTM Research Institute está registado ao abrigo da lei estatutária do Governo indiano. Todos os doentes assinaram o formulário de consentimento aprovado pelo Institutional Review Board para os exames físicos, a recolha de amostras de sangue e as imagens das articulações da coluna vertebral e do joelho (raios X, TAC ou RMN) necessárias para o estudo. As caraterísticas demográficas de todos os doentes na linha de base foram registadas na Tabela 1. A avaliação das comorbilidades também foi preparada no início do estudo, utilizando o índice de comorbilidade de Charison, de acordo com os métodos de Katz et al. [42] e Sangh et al. [43].

Tabela 1. Dados demográficos e caraterísticas de base dos pacientes

	Total	Feminino	Masculino
N.º de doentes	**216**	**162**	**54**
Idade (anos), média (DP)	58.96 (8.63)	57.46 (8.92)	60.12 (7.19)
IMC (kg/m^2), média (DP)	29.42 (3.48)	29.27 (3.52)	29.90 (3.31)
Período de sofrimento (anos), média (DP)	6.03 (1.84)	5.75 (1.32)	6.88 (2.72)
Grupo Étnico (Vertentes Indianas) (%)			
bengali	60 (27.78)	48 (29.62)	12 (22.22)
gujarati	23 (10.65)	18 (11.11)	5 (9.26)
Marwari	24 (11.11)	15 (9.26)	9 (16.67)
Marati	22 (10.19)	16 (9.88)	6 (11.11)
Tamil	29 (13.42)	22 (13.58)	7 (12.96)
Punjabi	18 (8.33)	12 (7.41)	6 (11.11)
Shindhi	21 (9.72)	16 (9.88)	5 (9.26)
Nordeste da Índia	19 (8.80)	15 (9.26)	4 (7.41)
Hábito alimentar (%)			
Vegetariano	121 (56.02)	79 (48.77)	42 (77.78)
Não vegetariano	95 (43.98)	83 (51.23)	12 (22.22)
Queixas múltiplas (%)			
Prisão de ventre	143 (66.20)	106 (65.43)	37 (68.52)
Excesso de peso / Obesidade	163 (75.46)	131 (80.86)	32 (59.26)
Doença de pele	25 (11.57)	14 (8.64)	11 (20.37)
Acidez e refluxo	122 (56.48)	81 (50.00)	41 (75.93)
Insónia	172 (79.63)	140 (86.42)	32 (59.26)
Varizes	54 (25.00)	40 (24.69)	14 (25.93)
Incontinência urinária	89 (41.20)	51 (31.48)	38 (70.37)
Medidas adoptadas para diminuir a dor e a inflamação (%)			
Utilização de joelheiras	95 (43.98)	67 (41.36)	28 (51.85)
Utilização da correia de madeira	62 (28.70)	47 (29.01)	15 (27.78)
Utilização de paracetamol e AINEs	192 (88.89)	153 (94.44)	39 (72.22)
Artrocentese	36 (16.67)	18 (11.11)	18 (33.33)
Massagem com vários géis de ervas, etc.	76 (35.19)	43 (26.54)	33 (61.11)
Utilização de bengala / andarilho	59 (27.31)	12 (7.41)	47 (87.03)
Injeção de ácido hialurónico (%)			
Articulação do joelho direito	23 (10.65)	15 (9.26)	8 (14.81)
Articulação do joelho esquerdo	28 (12.96)	12 (7.41)	16 (29.63)
Injeção de corticosteróides (%)			

Articulação do joelho direito	12 (5.56)	7 (4.32)	5 (9.26)
Articulação do joelho esquerdo	13 (6.02)	9 (5.56)	4 (7.4)
Fisioterapia (%)			
Para dores de costas	78 (36.11)	61 (37.65)	17 (31.48)
Para dores no joelho	127 (58.80)	98 (60.49)	29 (53.70)
Doenças osteoartríticas (OADS) (%)			
Alterações da OA na articulação do joelho direito	42 (19.44)	28 (17.28)	14 (25.93)
Alterações da OA na articulação do joelho	94 (43.52)	72 (44.44)	22 (40.74)
Alterações degenerativas na região cervical	37 (17.13)	26 (16.05)	11 (20.37)
Alterações degenerativas na região lombar	80 (37.04)	62 (38.27)	18 (33.33)
Situação profissional (%)			
Empregado a tempo inteiro	125 (57.87)	104 (64.20)	21 (38.89)
Empregado a tempo parcial	12 (5.56)	10 (6.17)	2 (3.70)
Mulher doméstica / dona de casa	31 (14.35)	31 (19.14)	-
Reformado	30 (13.89)	10 (6.17)	20 (37.04)
Trabalhador independente	18 (8.33)	7 (4.32)	11 (20.37)

2.2 Conceção do estudo

De um total de 414, 198 pacientes foram excluídos do estudo nas seguintes categorias:

A) 134 doentes (masculino: 76 e feminino: 58) após exame clínico e físico, com: **a)**doença reumática (masculino: 4 e feminino: 20), **b)**doença crónica da pele (masculino: 14 e feminino: 2), **c)**implantes cirúrgicos (masculino: 18 e feminino: 10), **d)**pacemaker (homem: 8 e mulher: 4), **e)**história de cancro (homem: 4 e mulher: 6), **f)**dependência paralela de múltiplas drogas (homem: 16 e mulher: 8) e **g)**história de doença neurológica grave (homem: 12 e mulher: 8) e

B) 64 pacientes (masculino: 28 e feminino: 36) abandonaram o tratamento durante o regime, devido a: (1). incapacidade de seguir o protocolo de tratamento após cinco sessões (masculino: 6 e feminino: 12), (2). morte na família após dez sessões (masculino: 2 e feminino: 6), (3). problemas de transporte após quinze sessões (masculino: 6 e feminino: 8), (4).mudança de família para outras cidades após dezasseis atendimentos (homem: 4 e mulher: 2), (5). falta de mão amiga na velhice

após dezanove atendimentos (homem: 4 e mulher: 6), (6). frequência irregular devido a perfis profissionais itinerantes após vinte e dois atendimentos (homem: 4 e mulher: 2) e (7). morte em acidente de viação após vinte e dois atendimentos (homem: 2). O balanço de 216 pacientes (homens: 54 e mulheres: 162)
com sintomas extremamente dolorosos ou muito dolorosos, quer na articulação do joelho direito, quer na articulação do joelho esquerdo ou na região lombar, participaram finalmente no estudo e foram apresentados no fluxograma **(Fig. 1).**
As condições dos danos, geralmente ocorridos durante os distúrbios osteoartríticos, nos sistemas muscular e nervoso das articulações / vértebras nas seguintes regiões de cada paciente foram examinadas na linha de base: 1. abdutor do hálux, 2. articulação do tarso, 3. abdutor dos dedos, 4. músculo gastrocnêmio, 5. músculo vasto medial, 6. músculo reto femoral e patela, 7. músculo vasto lateral, 8. grácil
músculo Psoas/ ilíaco, 10. Músculo tersor da fáscia lata, 11. Articulação do ombro,
12. Braço, mão e dedos, 13. Músculo esternocleidomastóideo, 14. Abdómen inferior, 15. Região cervical, 16. Região torácica, 17. Região lombar, 18. Músculos isquiotibiais e 19. Músculo poplíteo.
Para além destes, foram verificados e medidos os seguintes parâmetros:

1. A distância do joelho entre o ponto da cabeça curta do músculo bíceps femoral na parte lateral da articulação do joelho e a superfície da cama em posição supina (KGB),
2. Diâmetro do grupo de músculos ligados à articulação do joelho, 4 cm acima da rótula (DAP),
3. Diâmetro do grupo de músculos ligados à articulação do joelho, 4 cm abaixo da rótula (DBP),
4. Diâmetro do grupo de músculos da barriga da perna (DCM),
5. Diâmetro do grupo de músculos da coxa (DTM),
6. Amplitude de: a) flexão do joelho em supino (KFS), b) flexão do joelho em prono (KFP),

c) flexão do joelho em pé (KFSt.), d) extensão do joelho em supino (KES),

e) extensão do joelho em decúbito ventral (KEP) e f) extensão do joelho em pé (KESt.),

7. Estado sensorial do pé (sensação de frio / frio / quente / ardor / normal),

8. Estado sensorial da articulação do joelho (sensação de frio / frio / quente / ardor /

normal),

9. Frequência de pulso

10. Tensão arterial.

11. Peso (em k.g.)

12. Altura (em m)

13. IMC (em k.g. / m $)^2$

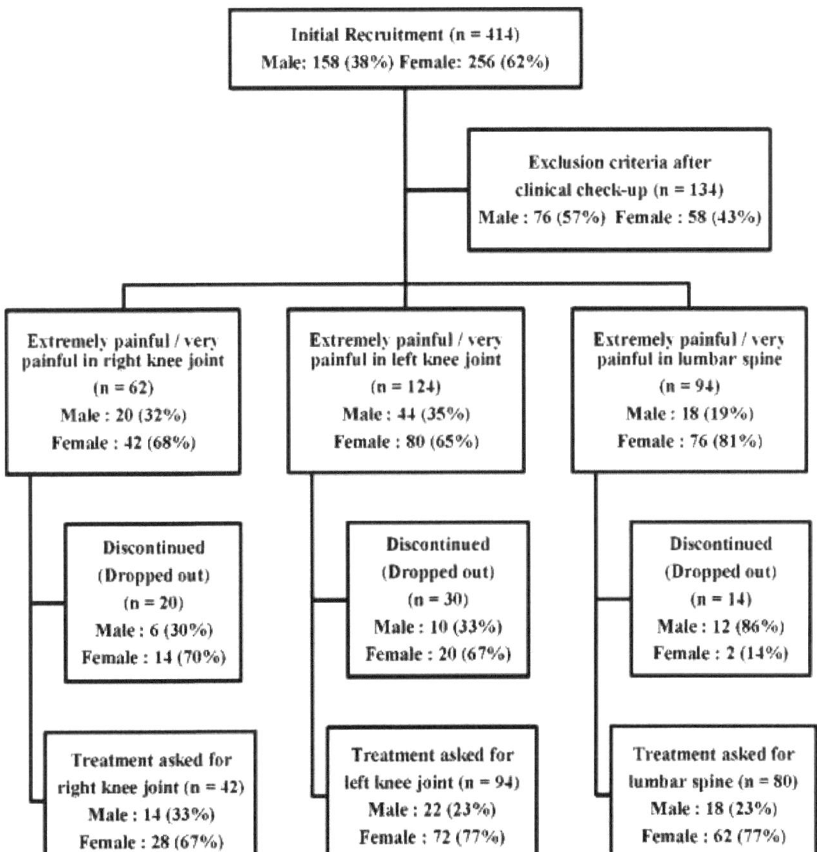

Fig. 1. Fluxograma dos pacientes que finalmente participaram no estudo

3.3 Objectivos, princípios e teorias

Trata-se de um sistema de tratamento holístico e independente, com filosofia, farmácia, farmacopeia e procedimentos de exame próprios do autor, que conduz a uma solução permanente da dor, sem recurso a medicamentos orais, injecções de corticosteróides, aspiração de fluidos articulares, tração, terapia laser, cirurgia para diminuir rapidamente a dor e a inflamação e quaisquer suplementos compostos quimicamente para o alívio da dor num período máximo de quarenta e dois/noventa dias, sujeito à observância da manifestação fisiológica.

A terapia tem por objetivo melhorar os comportamentos celulares e moleculares de base, o sistema pulsátil e implosivo, os sistemas circulatórios linfático e sanguíneo, os sistemas digestivo e excretor do organismo, avaliando a causa da perturbação a nível celular e molecular sem suprimir os sintomas a nível dos órgãos.

A terapia baseia-se em princípios e teorias bem definidos, tais como a teoria da fomentação científica, a teoria da massagem do tecido conjuntivo, a teoria da manipulação da coluna vertebral e das articulações, a teoria do efeito dos estímulos articulares, a teoria da identificação dos hábitos alimentares intoxicados, a melhoria dos sistemas de pulsação e de estimulação através de músculos electrónicos acionados por uma bateria de 9 volts DC, a teoria da reeducação muscular (exercício) e a psicoterapia e aconselhamento.

[Fonte: Ganguly et al, International Journal of Phytomedicine 7(3) 290 -301]

3.4 Avaliações dos parâmetros anatómicos

No presente estudo, as medições de KGB, KFS, KFP, KFSt., KES, KEP e KESt. foram examinadas e analisadas na linha de base e durante as avaliações de fluxo em 7th , 14th , 21st , 28th , 35th e 42nd sessões de tratamento, incluindo os músculos responsáveis pela dobragem do joelho e por não tocar no nível da cama (KGB, flexões e extensões do joelho). Foi utilizada uma escala métrica para a medição do KGB e foram efectuadas medições goniométricas para todas as flexões e extensões, de acordo com o método da Academia Americana de Cirurgiões Ortopédicos (AAOS) [43], e as medições do DTM, DAP, DBP e DCM foram também examinadas e analisadas na linha de base e durante as avaliações de acompanhamento em 21st e 42nd sessões de tratamento, com a ajuda de uma fita métrica. Os métodos das várias medições anatómicas são apresentados na **Figura 2.**

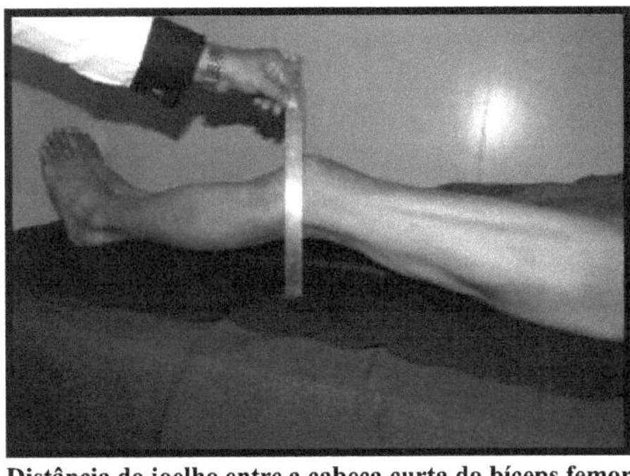

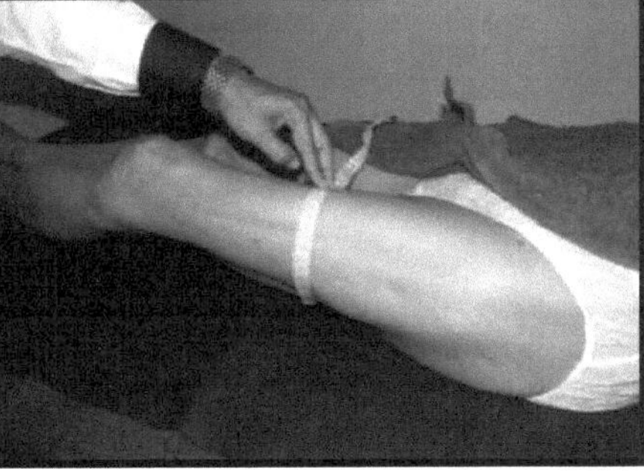

Distância do joelho entre a cabeça curta do bíceps femoralDiâmetro do grupo de músculos da coxa (DTM)
e superfície do leito (KGB)

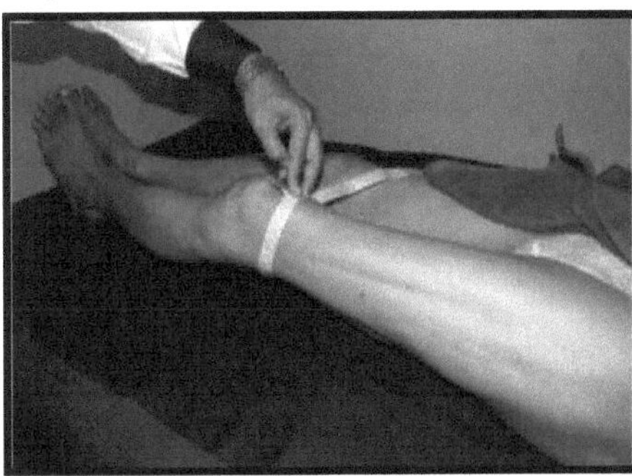

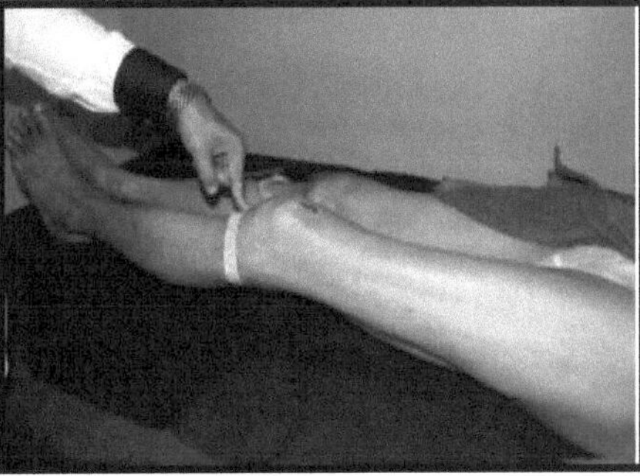

Diâmetro do grupo de músculos ligados à articulação do joelho, 4 cm acima da rótula (DAP)

Diâmetro do grupo de músculos ligados à articulação do joelho
, 4 cm abaixo da rótula (DBP)

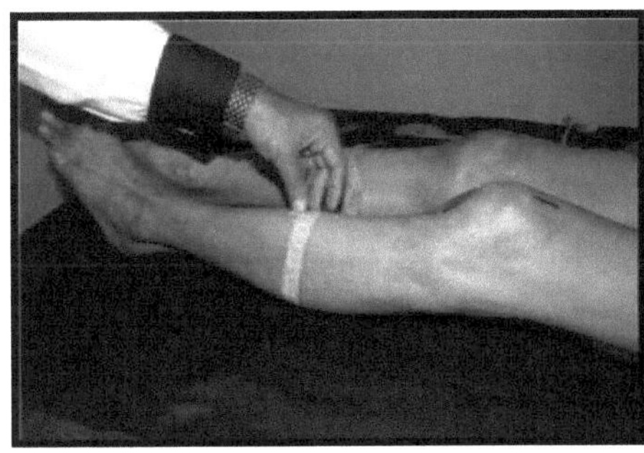

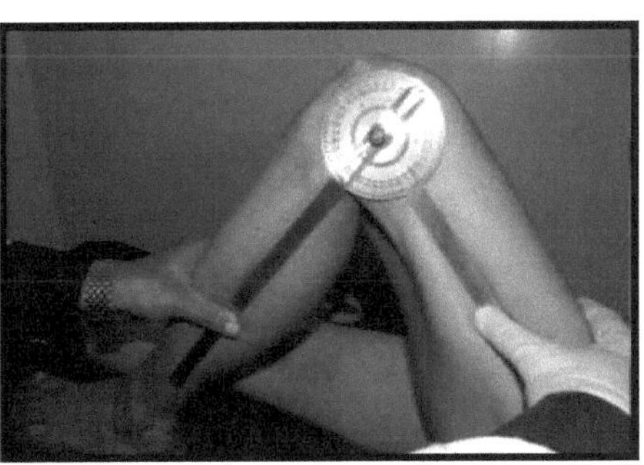

Diâmetro do grupo de músculos da barriga da perna (DCM)

Flexão do joelho em posição supina (KFS)

Fig. 2. Apresentação dos métodos de medição de vários parâmetros anatómicos

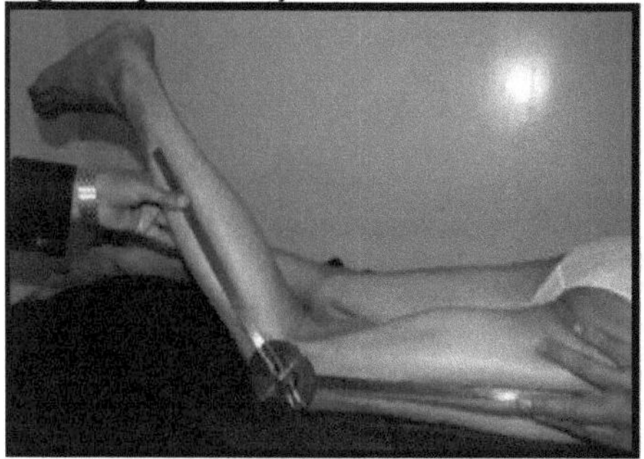

Flexão do joelho em posição prona
(KFP)

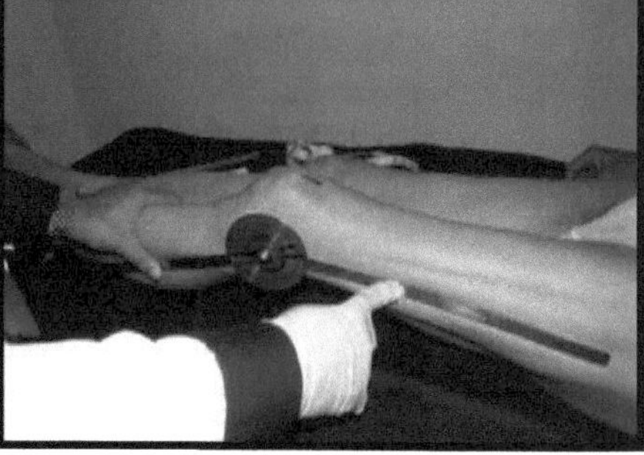

Extensão do joelho em posição supina (KES)

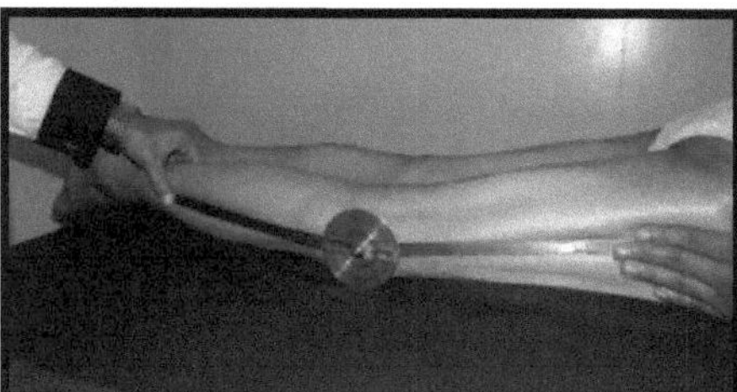

Extensão do joelho em posição prona
(KEP)

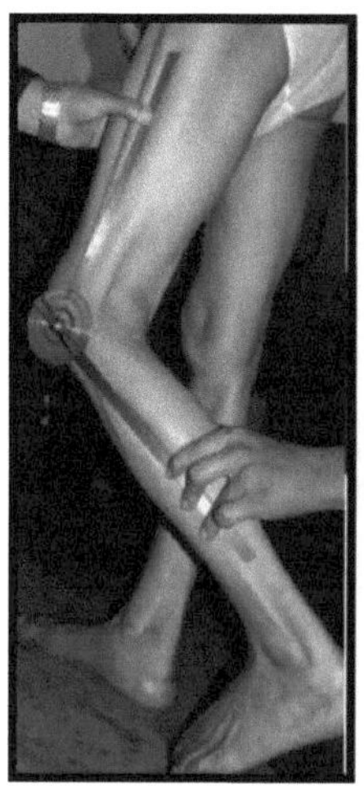

Flexão do joelho em posição de pé
(KFSt)

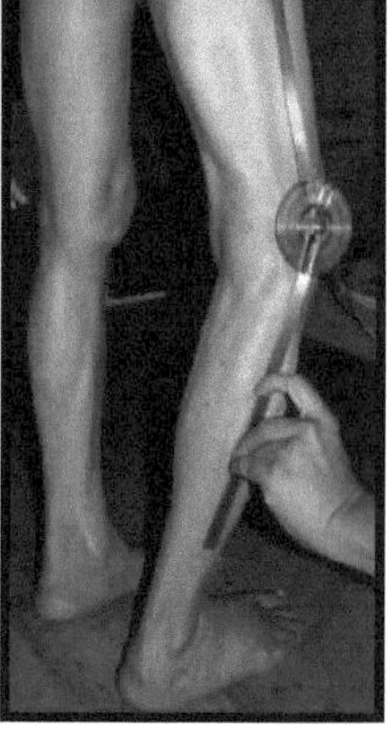

Extensão do joelho em posição de pé
(KESt)

Fig. 2. Apresentação dos métodos de medição de vários parâmetros anatómicos

3.5 Avaliações dos parâmetros bioquímicos

Os níveis das seguintes enzimas bioquímicas do soro foram registados para cada um dos pacientes masculinos e femininos e os seus valores médios e de desvio padrão foram calculados para pacientes combinados, masculinos e femininos, na linha de base e durante a avaliação de acompanhamento de 42nd sessões de tratamento:

a) A creatina fosfoquinase muscular encontra-se principalmente nos músculos esqueléticos (98%), designada por "CPK-MM". Um nível elevado de "CPK-MM" no soro indica danos nos músculos esqueléticos devido a miosite/polimiosite, dermatomiosite precoce, rabdomiólise, distrofia muscular, etc., e é muito comum nas DAO. O kit da DiaSys, com o intervalo de referência de 54 -168 U/L, fabricado pela DiaSys Diagnostic systems GmbH, foi utilizado com o método de UV optimizado, IFCC, imunoinibição.

b) A proteína C-reactiva (PCR) é um reativo de fase aguda (APR). Os APRs são um grupo de proteínas que mostram uma elevação na concentração em resposta a estados de stress ou inflamação que ocorrem com Infecções, lesões, cirurgia, trauma ou outros que não a necrose dos tecidos. Uma leitura de PCR especialmente elevada, superior a 10mg/l, pode indicar - uma infeção óssea, ou osteomiolite, um surto de artrite, doença inflamatória intestinal, tuberculose, lúpus - outra doença autoimune, cancro - especialmente linfoma e pneumonia. O kit da Agappe, com o intervalo de referência de <6 mg/l, fabricado pela Agappe Diagnostics Switzerland Gmbh, foi utilizado com o método de ensaio imunoturbidimétrico (quantitativo). O teste é novamente verificado pelo método de aglutinação em látex (Kit utilizado: AVITEX - CRP-Qualigens Diagnostics), que não mostra aglutinação com soro não diluído, indicando apenas um título de CRP < 6,0 mg/l.

c) A aldolase A é uma enzima que se encontra em todo o corpo, principalmente nos músculos. Ajuda o músculo a transformar-se em energia. Os testes para a Aldolase A ajudam a diagnosticar e monitorizar doenças do músculo esquelético. A atividade da aldolase A é útil para distinguir atrofias neuromusculares de miopatias, quando utilizada em conjunto com os níveis de CPK. A aldolase A sérica também se eleva em doenças do músculo esquelético, carcinomatose, leucemia granulocítica, anemia megelástica, hepatite e outros tipos de necrose hepática. Podem ser obtidos valores elevados na polimiosite, dermatomiosite, distrofia muscular e doença muscular inflamatória. Os exercícios extenuantes aumentam temporariamente os valores da aldolase A. O kit da Randox, com o intervalo de referência de <7,6 U/L, fabricado pela Randox Laboratories, Reino Unido, foi utilizado com o método enzimático (TIM, GDH & NADH).

3.6 Avaliações de imagens da coluna vertebral e das articulações do joelho

As radiografias para a vista anterior-posterior (AP) de ambas as articulações do joelho na posição de pé de seis pacientes de 105 pacientes foram representadas na linha de base e comparadas com as imagens na 42ª sessão no estudo anterior [13], a de dois pacientes de 30 [14], a de três pacientes de 198 [15] e a de seis pacientes de 196 [17]. No presente estudo, foram avaliados oito pares de imagens de raios X para a vista AP de ambas as articulações do joelho na posição de pé e dois pares de vistas AP e Lat. da coluna vertebral do L.S. de 80 doentes antes e depois do tratamento de 42 sessões na clínica, representados na **Figura 22** (A-L).

3.7 Avaliações do Índice de Massa Corporal (IMC)

O índice de massa corporal (IMC) foi calculado com o peso corporal medido (kg) dividido pelo quadrado da altura (m^2). Os valores da média e do desvio padrão do IMC (kg/m^2) dos pacientes combinados, masculinos e femininos foram calculados separadamente na linha de base e no final das 42 sessões de tratamento

3.8 Avaliações das pontuações da subescala de dor, rigidez e funcionamento físico das articulações do Western Ontario and McMaster

Índice de Osteoartrite das Universidades (Índice WOMAC)

Os valores da média e do desvio-padrão para as subescalas de dor, rigidez e funcionamento físico das articulações no âmbito do Índice WOMAC, de acordo com o método seguido pelo investigador Bellamy et al. [45] para os doentes combinados, do sexo masculino e do sexo feminino, foram calculados em percentagem separadamente e os dados foram comparados entre a linha de base e a 42.ª sessão de tratamento.

3.9 Avaliações de indivíduos sem sensação de dor

Foi também efectuado um estudo entre 315 trabalhadores da organização (homens: 117 e mulheres: 198) com idades compreendidas entre os 23 e os 40 anos que não apresentavam qualquer queixa de dor. Os parâmetros de anomalias, tais como observações anatómicas, bioquímicas e radiológicas, foram registados em 203 (64%) dos 315 empregados na linha de base e comparados com 28th sessão de tratamento.

3.10 Destaques do tratamento

A razão básica da dor nas várias áreas articulares do corpo ocorre quando há um fluxo sanguíneo insuficiente para uma área afetada devido a danos nos tecidos. A natureza da dor pode ser aguda ou crónica. A dor aguda resulta de uma lesão, cirurgia ou doença, enquanto a crónica é uma perturbação sistémica contínua. As sequelas mais comuns são a rigidez muscular, a inflamação, a perda de tonicidade muscular, a compressão entre vértebras ou articulações, o edema linfático, a fibrose/cistos e os metabolitos que produzem dor.

Neste tratamento, a rigidez dos músculos pode ser revertida, a perda de massa muscular pode ser reparada, a inflamação das articulações pode ser reduzida sem quaisquer fármacos compostos quimicamente, a calcificação/degeneração dos ossos pode ser rectificada, a força muscular pode ser aumentada, não é necessário um cinto de suporte na cintura ou nas articulações dos joelhos desde o primeiro dia do tratamento, não é necessário repouso na cama, as folgas entre os ossos/vértebras podem ser aumentadas, obtém-se uma redução do genu varum (*uma flexão exagerada das pernas para fora a partir dos joelhos, que faz com que os joelhos fiquem afastados quando os pés e os tornozelos se tocam)*, não é necessária a extração do líquido acumulado nas articulações do joelho (*aspiração do líquido articular*) e a dependência de analgésicos ou esteróides pode ser retirada a partir do primeiro dia do tratamento.

[Fonte: Apurba Ganguly, International Journal of Recent Scientific Research ,vol 6, Issue ,9, pp.6331 -6346 & Ganguly et al, International Journal of Phytomedicine 6(4) 489 -509]

3.11 Preparação de pasta de extração de fitoquímicos de plantas medicinais indianas

Os extractos aquosos de fitoquímicos foram recolhidos de: toda a planta de *Cissus quadrangularis*, toda a planta de *Heliotropium indicum*, as folhas e flores de *Rosemarinus officinals* e raiz e folhas de *Calotropis gigantea* numa base sazonal quando todos os fitoquímicos estavam presentes nas plantas específicas em níveis óptimos. O processo de produção de fitoquímicos para todas as plantas dependia da idade, das circunstâncias ambientais, do limite de tempo específico numa estação, etc. Os fitoquímicos contidos *em Cissus quadrangularies* e os seus efeitos medicinais no corpo humano já foram relatados por vários investigadores [46], o de *Heliotropium indicum* [47], o de *Rosemarinus officinalis* [48] e o de *Calotropis gigantea* [49-51]. O autor já tinha elaborado o processo de preparação de todos estes fitoextratos aquosos de plantas nos seus estudos anteriores [13-15; 17]. Os fito-extractos secos combinados das plantas foram misturados com óleo de sésamo virgem
(previamente extraído das sementes à temperatura ambiente) e, em seguida, fez uma pasta utilizando cera de colmeia sem utilizar quaisquer conservantes ou produtos químicos, a fim de preservar as propriedades fitoquímicas das plantas intactas, uma vez que todas as sementes de plantas compostas por certos tipos de óleos, materiais semelhantes a cera pegajosa e os seus fitoquímicos permaneceram em dormência e germinaram em determinadas condições para produzir as suas futuras espécies. Além disso, o óleo de sésamo virgem actua como bio-conservante [52] e a cera de colmeia ajuda a reduzir as dores nas articulações, a aliviar a rigidez, a estimular a circulação e a hidratar a pele [53]. O processo pormenorizado de preparação do fitoextrato, seguido da fitopasta, é apresentado na **Figura 3**.

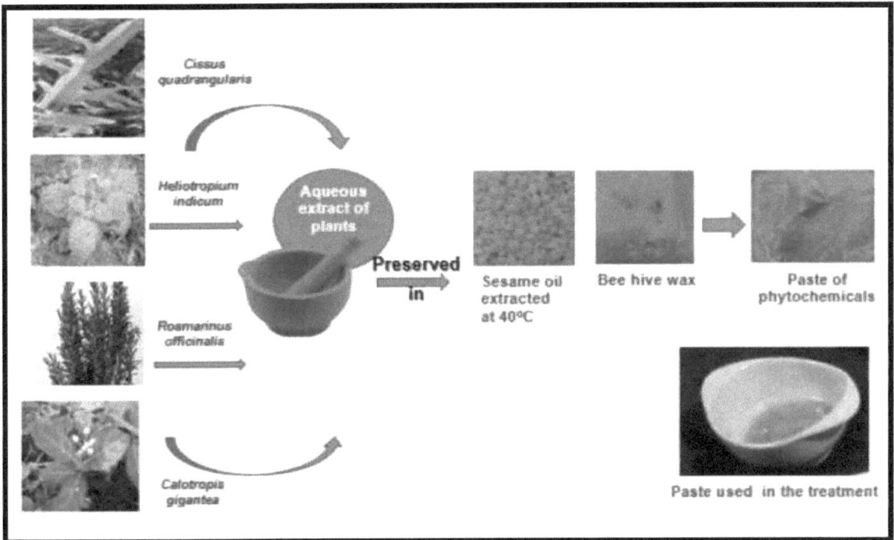

Fig. 3. Método de preparação do fitoextrato utilizado em fitoterapia

3.12 Os fitoconstituintes utilizados na terapia

Os seguintes fitoquímicos são recolhidos das plantas medicinais mencionadas abaixo e actuam em sinergia durante o tratamento fitoterapêutico.

NOME	UTILIZAÇÃO DE PEÇAS	FITOQUÍMICOS
Cissus quadrangularis	Planta inteira	Alcalóides, taninos, fenóis, flavonóides e saponinas.
Heliotropium indicum	Planta inteira	Taninos, saponinas, alcalóides, flavonóides.
Rosemarinus officinalis	Folhas e flores	Carnosol, Flavonóides, Ácido rosemarínico, Linalol, Carnosol, Ácido carnósico, Rosmanol, Isorosmanol.
Calotropis gigantean	Raiz e folhas	Cardenolídeos, Flavonóis, Glicosídeos, Alcalóides, Taninos, Flavonóides,
Sesamum indicum	Sementes	Flavonóides, alcalóides, taninos, fenóis, fitatos.

3.13 Acessórios e modo de estímulos utilizados na terapia

Para o tratamento fitoterapêutico, foram utilizados os seguintes acessórios e modos de estímulo

a) O pote utilizado para a pasta de fitoquímicos - foi utilizado um pote não metálico como recipiente da pasta de fitoquímicos porque o metal poderia contaminar os fitoquímicos. Os fitoquímicos utilizados na terapia actuaram como "estimulação química".

b) Dispositivo de madeira - o dispositivo é constituído por uma estrutura de madeira arredondada com cinco bolas de madeira colocadas a igual distância umas das outras sob a forma de um triângulo equilátero [13]. A manipulação com o dispositivo de madeira (MWD) sobre a superfície da pele oleosa evitou a produção de corrente eléctrica estática e a manutenção de uma pressão uniforme sobre as raízes nervosas comprimidas, ao contrário da manipulação com a ponta de três dedos (MTF). A MWD e a MTF produziram conjuntamente ondas transversais uniformes e actuaram como "estimulação mecânica" que serviu o objetivo das aplicações da "teoria da massagem do tecido conjuntivo" e da "teoria da manipulação da coluna vertebral e das articulações". A estimulação mecânica relaxa os músculos rígidos e doridos, estimulando a circulação sanguínea, e também dispersa o sangue coagulado ou efusão que possa estar presente na(s) área(s) afetada(s). O autor já tinha explicado o objetivo das estimulações mecânicas para o tratamento das DAO em estudos anteriores [13-15; 17].

*c) **Dispositivo de fomentação medicado*** **(MFD)** - o dispositivo tinha duas secções. A primeira secção era composta por componentes electromecânicos, tais como tecido de buckram, panos de vidro, folhas de mica, tubo de vidro, ficha, bobina eléctrica especial e fio, e a segunda secção era composta por uma folha de tecido medicado com cataplasmas de pó de ervas, sais, gomas, areia e óleos [13]. Os MFDs produziam "estimulação térmica". O autor já tinha elaborado os efeitos das estimulações térmicas para as dores e a melhoria das actividades musculares e nervosas para o tratamento de doentes com OAD nos seus estudos anteriores [13-15; 17].

*d) **Estimulador muscular computorizado de baixa frequência*** **(LFMS)** - o dispositivo funciona com uma pequena pilha de 9 volts DC, com uma frequência de 1,5-75 Hz, uma força de 10^0 e seis tipos de padrões de estimulação [13]. O LFMS produzia "estimulação eléctrica". O autor já havia explicado o propósito da estimulação elétrica para o tratamento de DAOs em seus estudos anteriores [13-15; 17]. Todos os acessórios acima mencionados e os diferentes estímulos utilizados durante o tratamento estão representados na **Figura 4**.

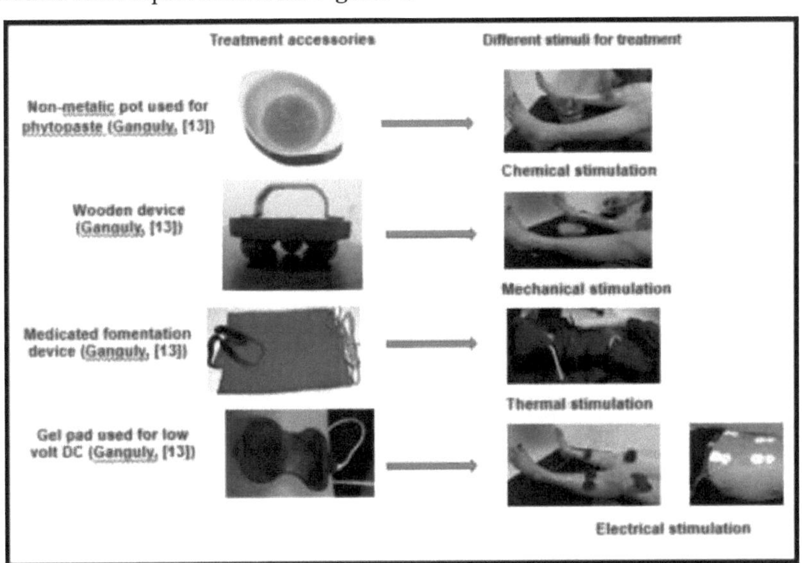

Fig. 4. Diferentes acessórios com processos de estímulos terapêuticos

3.14 Efeitos dos estímulos químicos, mecânicos, térmicos e eléctricos utilizados no protocolo de tratamento

Com a ajuda de teorias de estímulos químicos, mecânicos, térmicos e eléctricos, a força muscular e o fluxo de sangue em diferentes órgãos são melhorados.

Para estimulação química : Durante a aplicação da pasta, os fitoquímicos podem penetrar facilmente através dos poros dilatados da pele por processo de difusão e viajar para vários tecidos, glândulas e órgãos do corpo e chegar até aos níveis ósseos. Mais uma vez, com a ajuda de reacções exergónicas extrotérmicas *(um tipo de reação química),* a arquitetura e os processos metabólicos de contração do músculo são conseguidos pelos fitoquímicos - sujeitos a tétano (*ocorre quando uma unidade motora foi estimulada ao máximo pelo seu neurónio motor*) dos músculos. Por isso, imediatamente após a libertação da contração, o fluxo sanguíneo aumenta consideravelmente e o fornecimento de oxigénio é maior do que no estado de repouso do músculo, porque o músculo converte energia química em energia mecânica.

Para estimulação mecânica *:* Durante a estimulação mecânica, a contração muscular no corpo é geralmente evocada por impulsos nervosos que chegam às placas terminais, ou seja, o local no músculo onde a axão nua do nervo motor termina ao perfurar o sarcolema do músculo. Assim, o tétano nos músculos surge devido a fenómenos mecânicos. A onda transversal foi desenvolvida com a manipulação da ponta de três dedos, bem como com um dispositivo de madeira, desenvolvido para o efeito, com a "teoria da massagem do tecido conjuntivo" e a "teoria da manipulação das articulações da coluna vertebral". O dispositivo de madeira é utilizado para evitar a produção de corrente eléctrica estática que é produzida devido à manipulação da mão sobre a superfície da pele e também para manter a pressão uniforme sobre as raízes nervosas comprimidas. Por conseguinte, a massagem uniforme do tecido conjuntivo transversal através da estimulação mecânica ajuda a estimular a circulação sanguínea, fazendo com que os músculos rígidos e doridos relaxem e também a dispersar qualquer sangue coagulado ou derrame que possa estar presente na(s) área(s) afetada(s). Além disso, um grande número de tecidos e sistemas funcionais são apenas ligeiramente ou nada sensíveis a um único estímulo, a menos que sejam aplicados repetidamente e durante tempo suficiente em conjunto com estímulos químicos e mecânicos. A aplicação de pasta (química) com a ajuda da ponta de três dedos e de um dispositivo de madeira (mecânico) serve este propósito, uma vez que as principais funções da medula espinal, que é composta por dois tipos de vias nervosas - sensorial e motora, são a condução da excitação (impulso nervoso) e o reflexo ativo. Os impulsos são transmitidos à medula espinal a partir da periferia (ou seja, pele, músculos, etc.) ao longo das vias ascendentes até ao cérebro. Os segmentos lombar e sacral da medula espinal contêm os centros dos músculos pélvicos e dos músculos das extremidades.

Para a estimulação térmica : No decurso da investigação, verificou-se que o aumento uniforme, lento, constante e progressivo do calor até um determinado grau de temperatura (em *oposição ao calor súbito e irregular geralmente aplicado)* proporciona a cura e a eficácia das dores, porque altera o fluxo sanguíneo local e dissipa as dores, uma vez que as vias dos sinais térmicos e dos sinais de dor são praticamente as mesmas. Por conseguinte, foi concebida uma almofada específica com as propriedades acima mencionadas para a estimulação térmica. O número de almofadas é enrolado desde a origem até às inserções de todos os músculos que afectam o movimento das articulações do joelho em diferentes posições, tais como supina, prona, contralateral direita, contralateral esquerda, contralateral cruzada direita e contralateral cruzada esquerda, sobre a pele, após a aplicação de pasta composta fitoquímica em proporção de acordo com o quantum de músculos danificados dentro do limite máximo de temperatura a 106^0 F (41^0 C) passando através de vários meios criados na almofada. No caso de cargas térmicas de contração muscular, o calor é produzido no decurso da atividade muscular em duas fases, ou seja, o calor inicial, que é produzido durante a resposta mecânica num único contração e é composto por calor de ativação, calor de encurtamento e calor de manutenção e calor de recuperação, que é produzido depois de a resposta mecânica terminar a baixa velocidade e durante muito tempo.

Na ausência de oxigénio, o calor de recuperação é diminuído, mas na presença de oxigénio, o calor total de recuperação é igual à soma do calor total inicial e do trabalho realizado. Além disso, a energia total libertada numa contração muscular (E) é igual à soma do calor de ativação (A), do trabalho realizado (W) e do calor de encurtamento (ax). Esta relação é verdadeira para o conjunto da contração e para qualquer parte dela. Além disso, tendo em conta os diferentes aspectos da estimulação muscular, tais como o estado excitatório local, o estado excitatório propagador, a acomodação, a adição posterior, a cronaxia, a frequência da estimulação, a respectiva excitabilidade, a wednesky, a inibição e o período refratário, são aplicados os estímulos combinados de natureza química (fitopastas) e térmica (através de almofadas concebidas), a fim de obter o comportamento funcional ótimo dos músculos e dos tecidos.

Para estimulação eléctrica: Quando uma corrente eléctrica de baixa frequência da mesma quantidade que a corrente eléctrica da mesma quantidade que flui no corpo humano é administrada ao corpo por um estimulador muscular microcomputadorizado de baixa frequência alimentado por uma bateria de 9 volts DC com uma frequência de 1,5 -75 Hz, força de 10^0 com seis tipos de padrões de estimulação, tais como bater (sensação de batimento forte), esfregar, bater, massajar, afrouxar e bater (sensação de batimento). Os nervos são estimulados, os movimentos musculares surgem e o fluxo sanguíneo é promovido.

[Fonte: Ganguly et.al, International Journal of Phytomedicine 6(4) 489- 509]

3.15 Necessidade de Posições Posturais Programadas para a Regimentação da Força Neuromuscular

As caraterísticas gerais de todos os tecidos musculares são a excitabilidade, a condutividade, a contratilidade, a elasticidade e a viscosidade. Cada célula ou fibra muscular contém biliões de filamentos de proteínas ou miofibrilhas. Os músculos são irrigados por nervos simpáticos e somáticos (periféricos). As fibras musculares e nervosas podem ser estimuladas química, mecânica, térmica e eletricamente [54]. Com a ajuda destas propriedades fisiológicas, a ação específica de um músculo ou ramo de músculos foi activada desde o seu ponto de origem até ao ponto de inserção, através da aplicação de vários estímulos com as posições posturais programadas, a fim de aumentar o tónus muscular e a circulação sanguínea de diferentes órgãos e de eliminar a rigidez dos músculos, a inflamação, a coagulação sanguínea ou os derrames na(s) área(s) afetada(s). Os músculos e os nervos associados das regiões lateral, medial, anterior e posterior das costas, das coxas, das articulações dos joelhos e da parte inferior das pernas foram danificados durante as alterações da OAD. No entanto, não foi possível obter resultados eficazes com a simples aplicação tópica de fitoquímicos (estimulação química), dispositivos medicinais de fomentação (estimulação térmica), dispositivos de madeira e manipulação manual (estimulação mecânica) e microestimuladores musculares (estimulação eléctrica) de forma aleatória apenas nas zonas de dor [15]. O autor já tinha identificado seis posições posturais, tais como supina, prona, contralateral direita e esquerda e contralateral cruzada direita e esquerda, a fim de nutrir o grupo de músculos juntamente com os respectivos nervos, desde o seu ponto de origem até ao ponto de inserção a ser exposto durante as diferentes posições posturais, tal como elaborado em estudos anteriores [14-15]. As seis posições posturais especiais durante o tratamento fitoterapêutico são apresentadas na **Figura 5**.

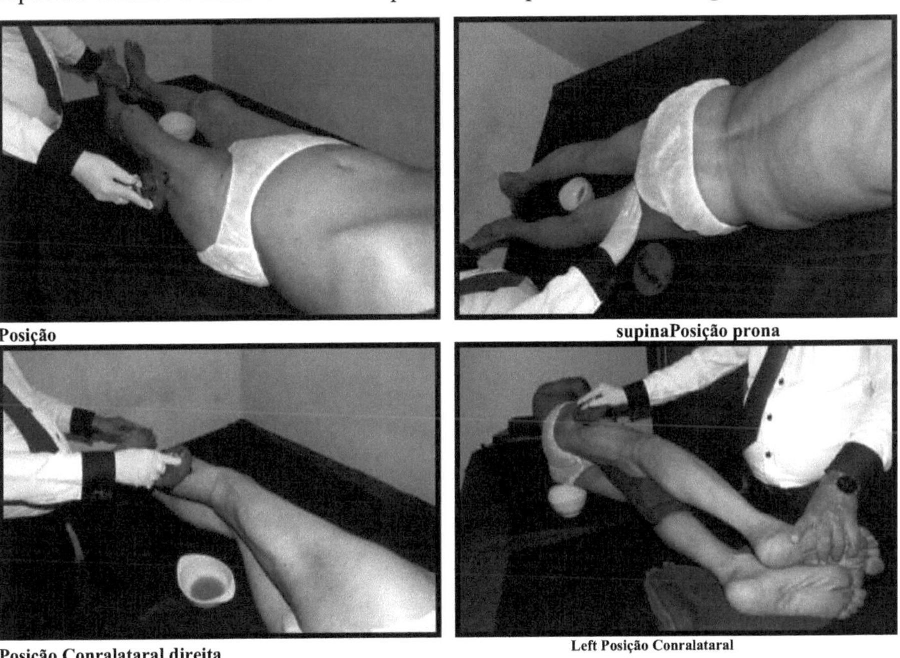

Posição supinaPosição prona

Posição Conralataral direita **Left Posição Conralataral**

Fig. 5. Posições posturais especiais para a fitoterapia

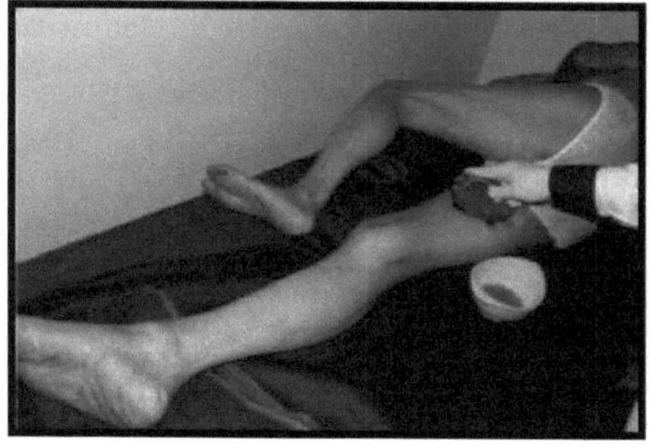

Posição Conralataral Cruzada Esquerda

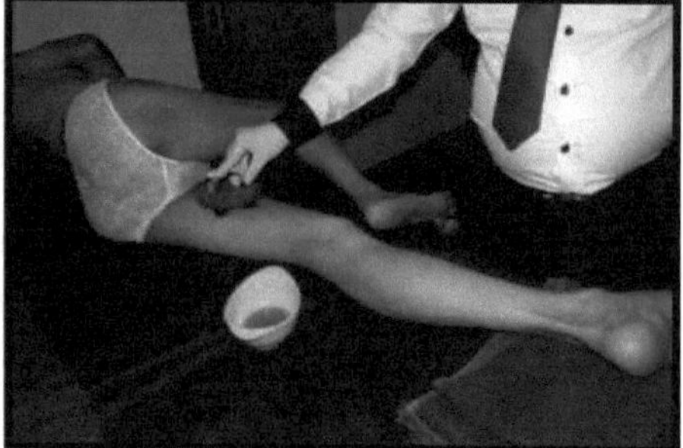

Posição Conralataral Cruzada Direita

Fig. 5. Posições posturais especiais para a fitoterapia

3.16 Razões para a seleção de diferentes posições posturais no tratamento

Posição supina : Para nutrir os músculos e os nervos associados da parte anterior da coxa, como o reto femoral, o vasto lateral, o vasto medial, o vasto intermédio, o sartório (parte da zona originada) e os músculos da parte anterior da perna, como o tibial anterior, Para nutrir a aorta decrescente e a veia cava inferior, pede-se ao doente que se deite em posição supina e, em seguida, aplica-se a pasta de fitoquímicos com a ajuda da ponta de três dedos e do dispositivo de madeira. Depois disso, o número necessário de dispositivos de fomentação medicamentosa é enrolado sobre os músculos lombares e uma das pernas, direita ou esquerda, de acordo com a sequência programada na primeira fase do tratamento. Finalmente, na segunda fase do tratamento, o estimulador muscular a pilhas é aplicado em posições específicas durante um período máximo de 5-10 minutos.

Posição prona : Para nutrir os músculos e os nervos associados da parte posterior da coxa, como o semitendinoso, a cabeça longa do bicípite femoral, o vasto lateral, o semimembranoso, o adutor magno, glúteo máximo e médio e na parte posterior da perna, como o gastrocnémio e o tendão de Aquiles (parte do tríceps surae), o flexor dos dedos, o flexor do hálux e também para nutrir a veia cava inferior, pede-se ao paciente que se deite em decúbito ventral. Em seguida, a fitoterapia necessária é aplicada de acordo com a sequência de tratamento programada, juntamente com estímulos químicos, mecânicos, térmicos e eléctricos, sempre que necessário.

Posições contralaterais direita e esquerda: Para nutrir os músculos e os nervos associados da parte lateral esquerda da coxa e da anca, tais como o vasto lateral, a cabeça longa do bicípite femoral, o reto femoral, o trato iliotibial, o tensor da fáscia lata, o glúteo máximo, glúteo médio e os músculos da parte lateral da perna, como os fibulares (peroneus) longo e curto, o sóleo (tríceps sural, parte), o tendão de Aquiles, o gastrocnémio (tríceps sural, parte) e o extensor longo dos dedos, o doente é aconselhado a deitar-se na posição contralateral direita. Em seguida, a fitoterapia necessária é aplicada de acordo com a sequência de tratamento programada, juntamente com estímulos químicos, mecânicos, térmicos e eléctricos, sempre que necessário. Para nutrir o lado direito do corpo, pede-se ao paciente que se deite na posição contralateral esquerda e o tratamento é efectuado em conformidade.

Posições contralaterais cruzadas direita e esquerda: Para nutrir os músculos juntamente com os nervos associados da parte medial da coxa, como o vasto medial, o satorius, o gracilis, o semimembranosus, o semitendinosus, o adductor magnus e os músculos da parte medial da perna, como o gastrocnemius (triceps surae, parte), flexor digitorium longus, soleus (triceps surae, parte), tendão achilies (triceps surae, parte) e nervo da veia cava inferior e, ao mesmo tempo, a nutrição da parte lateral da perna oposta são tratados conjuntamente quando se pede ao paciente que se deite em posição contralateral cruzada direita. Em seguida, a fitoterapia necessária é aplicada de acordo com as sequências de tratamento programadas, juntamente com estímulos químicos, mecânicos, térmicos e eléctricos, sempre que necessário. Para nutrir os músculos do lado oposto do corpo da mesma forma, o paciente é aconselhado a deitar-se na posição contralateral cruzada esquerda e o tratamento é efectuado em conformidade.

[Fonte: Ganguly et al, International Journal of Phytomedicine 7(3)290 =301]

3.17 Período de tratamento

O período de tratamento foi fixado em 42 dias (uma sessão na clínica e duas sessões por dia com um intervalo mínimo de duas horas em casa) ou 90 dias em casa (três sessões por dia com um intervalo mínimo de duas horas). Na clínica, após a aplicação da pasta contendo fitoquímicos (produziu estimulação química) com a ajuda de um dispositivo de madeira [13] e da ponta de três dedos (produziu estimulação mecânica), vários dispositivos de fomentação medicamentosa [13] com temperatura de controlo de 106^0 F (produziu estimulação térmica) foram enrolados desde as origens até às inserções sobre os músculos que afectam o movimento das articulações do joelho e da coluna vertebral inferior em diferentes posições, tais como supina, prona, contralateral direita e esquerda e contralateral cruzada direita e esquerda na primeira fase do tratamento [13-15]. Em seguida, aguardou-se algum tempo para a segunda fase do tratamento, uma vez que seria necessário um intervalo de tempo breve, caso contrário os músculos não ficariam excitados. Na segunda fase do tratamento, foi aplicado um estimulador muscular computorizado, operado por uma bateria de 9 volts DC (produzindo estimulação eléctrica), sobre os vários tecidos conjuntivos através da pele durante um período máximo de 5 a 10 minutos. Durante 42 sessões de tratamento na clínica ou 90 dias em casa, apenas duas posições posturais diferentes foram escolhidas a partir das sequências programadas de diferentes posições posturais que foram fixadas de acordo com as condições dos doentes com DAO [15]. No tratamento domiciliário de 90 dias, apenas os fitoquímicos contidos na pasta, com a ajuda de um dispositivo de madeira e a ponta de três dedos, devem ser aplicados três vezes por dia com sequências programadas de diferentes posições posturais fornecidas antecipadamente de acordo com as condições da DAO do doente [15]. A cada 30 dias de intervalo, cada paciente foi convidado a visitar a clínica para revisões. Por vezes, dependendo da gravidade da dor, bem como das condições das deformidades, a sequência de posições posturais programadas era alterada, restringindo-se a duas posições numa sessão. O tratamento acima referido era obrigatório, três sessões por dia, em casa, com um intervalo mínimo de duas horas, com a quantidade prescrita de fitoquímicos contidos na pasta. Além disso, com base em observações para obter resultados óptimos, já tinha tentado em mais de cem pacientes, as razões para escolher 42 dias de tratamento na clínica ou 90 dias em casa foram elaboradas da seguinte forma

a) Se tivermos uma "fenda num osso", é necessário um período mínimo de 42-90 dias para curar o osso através da deposição de compostos orgânicos de cálcio e outros sobre a área afetada. No presente protocolo de tratamento, as deposições extra de cálcio e outros compostos foram dispersas das áreas afectadas e ocorreu a regeneração dos músculos. A alteração de certos parâmetros bioquímicos e patológicos no soro também foi necessária durante um período mínimo de 42-90 dias.

b) Na clínica, durante 42 sessões, foram aplicados quatro tipos de estímulos (químicos, mecânicos, térmicos e eléctricos) e foram realizadas revisões após cada sete sessões, durante as quais os programas de tratamento podiam ser modificados de acordo com os padrões de melhoria do doente em questão, mas no caso do tratamento em casa, apenas foram aplicados dois tipos de estímulos (químicos e mecânicos) e o progresso foi revisto após cada 30 dias (ou seja, após 90 sessões) e, por conseguinte, o período de tratamento variou de 42 dias para os doentes que receberam o tratamento uma vez na clínica e 90 dias em casa.

No entanto, em caso de prevenção da fase inicial das DAO, detectada por medições anatómicas, parâmetros bioquímicos ou imagens radiológicas, são necessários apenas 28 dias (4 semanas) de tratamentos fitoterapêuticos internos. A sequência do tratamento

serão 3 sessões por dia com dois tipos de estímulos (químicos e mecânicos), que estão tabelados na **Tabela 2**.

É de notar que:

- A aplicação tópica de fitomedicamentos em diferentes posições posturais baseou-se em observações experimentadas anteriormente em mais de uma centena de pacientes para obter os melhores efeitos.
- Dependendo da gravidade da dor, bem como das condições da deformidade, o tratamento em posições posturais, tal como indicado na Tabela 2, pode ser modificado.
- Para o tratamento da coluna cervical, da coluna lombar e de ambas as articulações do joelho, a duração do tratamento numa única sessão não deve exceder mais de uma hora e nas articulações das costas e do joelho não deve exceder 45 minutos. Convém recordar que a aplicação de fitomedicina não é uma massagem com óleo. A fitopasta preparada deve ser aplicada sobre a pele com a ajuda da ponta de três dedos e depois com a ajuda de um dispositivo de madeira ou com a ajuda da ponta de três dedos deve ser aplicada em movimentos circulares. É estritamente proibido enrolar os

músculos como se fosse uma massagem.

- Na clínica, a estimulação térmica com a ajuda de dispositivos de fomentação medicamentosa (MFD) e a estimulação eléctrica com a ajuda de uma estimulação muscular computorizada de baixa frequência (LFMS) foram aplicadas sobre a pele em diferentes partes do corpo com duas posições posturais programadas, como indicado abaixo.

Tabela 2. Sequência programada de tratamento com posição postural

Semana	Na clínica ou em casa	Em casa	
	1ª sessão	2ª sessão	3ª sessão
1st Semana	• Posição supina para a perna direita • Posição prona para a perna esquerda	• Posição supina para a perna direita • Posição prona para a perna esquerda	• Posição supina para a perna direita • Posição prona para a perna esquerda
2ª Semana	• Posição prona para a perna direita • Posição contralateral esquerda para a perna esquerda	• Cruz direita contralateral à perna direita • Posição supina para a perna esquerda	• Cruz esquerda contralateral à perna esquerda • Direito Contralateral à perna direita
3ª Semana	• Cruz esquerda contralateral à perna esquerda • Posição supina para a perna direita	• Cruz esquerda contralateral à perna esquerda • Posição prona para a perna direita	• Direito Contralateral à perna direita • Posição supina para a perna esquerda
4th Semana	• Direito Contralateral à perna direita • Posição prona para a perna esquerda	• Contralateral esquerda para a perna esquerda • Posição supina para a perna direita	• Cruz esquerda contralateral à perna esquerda • Posição prona para a perna direita
5th Semana	• Cruz direita contralateral à perna direita • Cruz esquerda contralateral à perna esquerda	• Posição prona para a perna esquerda • Posição supina para a perna direita	• Posição supina para a perna esquerda • Posição prona para a perna direita
6th Semana	• Cruz esquerda contralateral à perna esquerda • Direito Contralateral à perna	• Cruz direita contralateral à perna direita • Posição supina para a perna	• Contralateral esquerda para a perna esquerda • Posição prona para a perna direita

	direita	esquerda	
7th Semana	• Posição supina para a perna esquerda • Cruz direita contralateral à perna direita	• Posição prona para a perna direita • Cruz esquerda contralateral à perna esquerda	• Posição supina para a perna direita • Posição prona para a perna esquerda
8th Semana	• Posição prona para a perna direita • Cruz esquerda contralateral à perna esquerda	• Cruz direita contralateral à perna direita • Posição supina para a perna esquerda	• Posição supina para a perna direita • Posição prona para a perna esquerda
9th Semana	• Posição supina para a perna direita • Posição prona para a perna esquerda	• Posição supina para a perna esquerda • Posição prona para a perna direita	• Cruz esquerda contralateral à perna esquerda • Cruz direita contralateral à perna direita
10th Semana	• Cruz direita contralateral à perna direita • Contralateral esquerda para a perna esquerda	• Cruz esquerda contralateral à perna esquerda • Posição supina para a perna direita	• Posição supina para a perna esquerda • Posição prona para a perna direita
11th Semana	• Posição supina para a perna direita • Posição prona para a perna esquerda	• Posição prona para a perna direita • Posição supina para a perna esquerda	• Direito Contralateral à perna direita • Cruz esquerda contralateral à perna esquerda
12th Semana	• Contralateral esquerda para a perna esquerda • Posição supina para a perna direita	• Cruz direita contralateral à perna direita • Cruz esquerda contralateral à perna esquerda	• Posição supina para a perna direita • Cruz direita contralateral à perna esquerda
13th Semana	• Posição supina para a perna esquerda • Posição prona para a perna direita	• Posição prona para a perna esquerda • Posição supina para a perna direita	- Cruz esquerda contralateral à perna esquerda - Posição prona para a perna direita

3.18 Análise estatística

A interpretação estatística foi efectuada com a ajuda de um software (Microsoft Excel, versão 8.1 com pacote de ferramentas adicionais). Os dados obtidos para o R^2 (coeficiente de correlação) para todas as medições anatómicas (KGB, DTM, DCM, DAP, DBP, KFS, KFP, KFSt., KES, KEP e KESt.) e o teste t de Student para os parâmetros bioquímicos (PCR, CPK-MM e aldolase-A), o IMC e as subescalas do índice WOMAC foram considerados com valores significativos ao nível de $P < 0,05$ entre duas variáveis para medir diferentes parâmetros de melhoria dos doentes com OAD.

RESULTADOS

Os presentes resultados indicam a recuperação da força e da potência musculares após o estudo das medições anatómicas, da amplitude de movimentos em flexões e extensões em diferentes posições posturais para ambas as pernas com DAO e também demonstraram as melhorias do ritmo articular entre os ossos das articulações do joelho e a remoção de calcificações/osteófitos das áreas afectadas, tal como evidenciado pelas imagens radiológicas em ambas as articulações do joelho, quando comparadas entre a linha de base (0 sessão) e 42nd sessões de tratamento.

4.1 Parâmetros anatómicos

As representações gráficas indicam claramente o significado dos valores decrescentes e crescentes nas **Figs. 6 a 16** quando comparados entre a linha de base e a 42nd sessão de tratamento. Ao mesmo tempo, foi demonstrado que a DAO, com especial referência às deformidades das articulações do joelho, pode ser rectificada como simétrica quando os fitoconstituintes são aplicados tropicamente através de métodos de tratamento especializados. A normalização é corroborada nos presentes resultados para medidas anatómicas, parâmetros bioquímicos e imagens radiológicas.

Em termos anatómicos, as medições do KGB para ambas as articulações do joelho eram diferentes devido às deformidades da DAO nas articulações do joelho, conforme ilustrado no gráfico (**Fig. 6**). Neste estudo, os valores da média e do desvio-padrão (D.P.) do KGB para as articulações do joelho direito e esquerdo de doentes combinados (216) foram observados nos dados de base como 6,62 ± 1,23 cm e 6,33 ± 1,04 cm, respetivamente, e diminuíram significativamente com um valor de coeficiente de correlação de 96% quando comparados com 42 sessões, sendo os valores de cada perna direita e esquerda de 2,81 ± 0,49 cm e observados como sendo simétricos, conforme ilustrado no gráfico **(Fig. 6).**

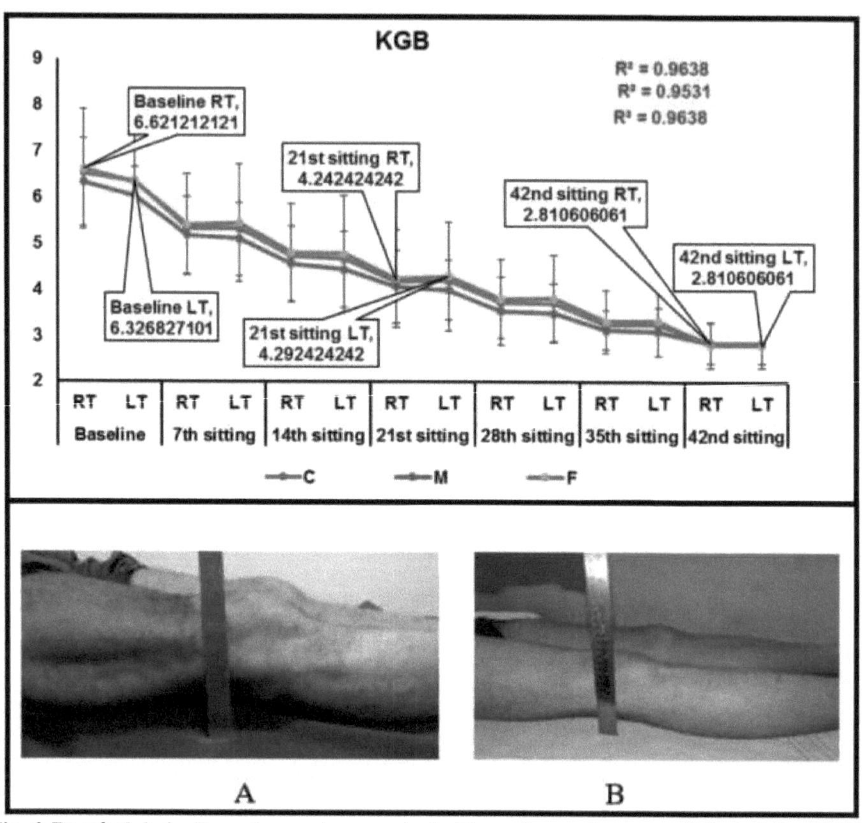

Fig. 6. Desnível do joelho entre a cabeça curta do bíceps femoral e a superfície do leito (KGB). A = Antes do tratamento; B = Após o tratamento

Neste estudo, os valores da média e do desvio-padrão (DP) do KFS para as pernas direita e esquerda de 216 doentes combinados foram observados para os dados de base como 116,16 ± 6,22^0 e 113,84 ± 7,48^0 , respetivamente, e aumentaram significativamente com um valor de coeficiente de correlação de 96% quando comparados com a 42.ª posição sentada, com os valores de cada articulação do joelho direito e esquerdo como 140,27 ± 1,99^0 e observou-se que eram simétricos, conforme ilustrado no gráfico **(Fig. 7)**.

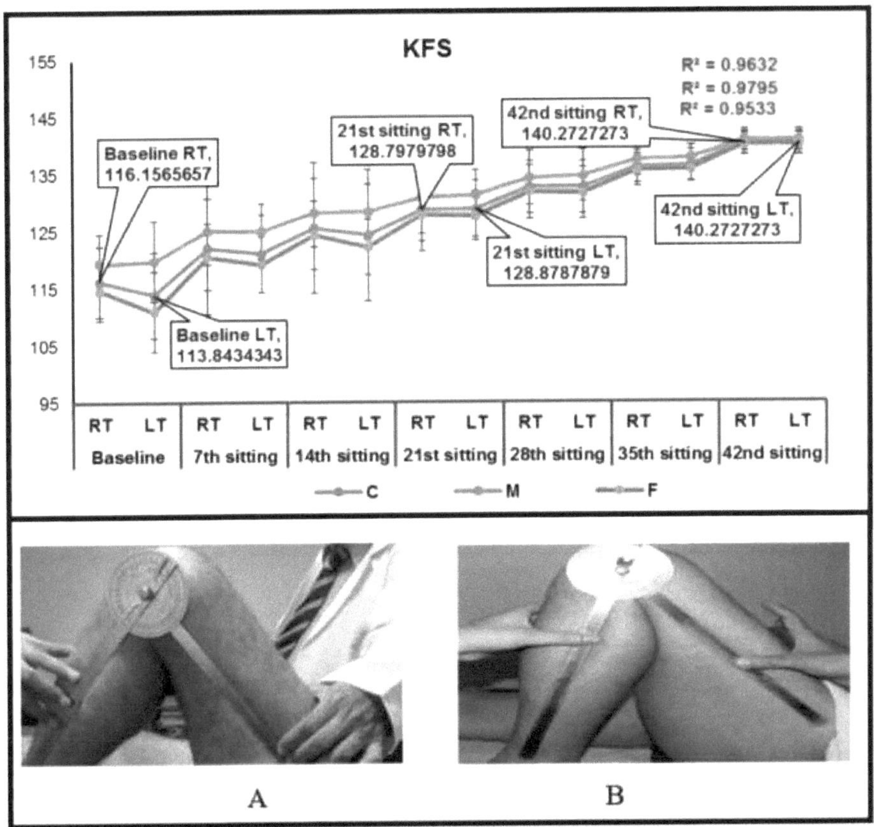

Fig. 7. Flexão do joelho em posição supina. A = Antes do tratamento; B = Após o tratamento

Neste estudo, os valores da média e do desvio-padrão (DP) da KFP para as pernas direita e esquerda dos doentes combinados (216) foram registados para os dados de base como 104,73±9,36⁰ e 103,56 ±8,08⁰ , respetivamente, e aumentaram significativamente com um valor de coeficiente de correlação de 97% quando comparados com a 42.ª posição sentada, com os valores de cada articulação do joelho como 132,96±3,85⁰ e observou-se que eram simétricos, conforme ilustrado no gráfico **(Fig. 8)**.

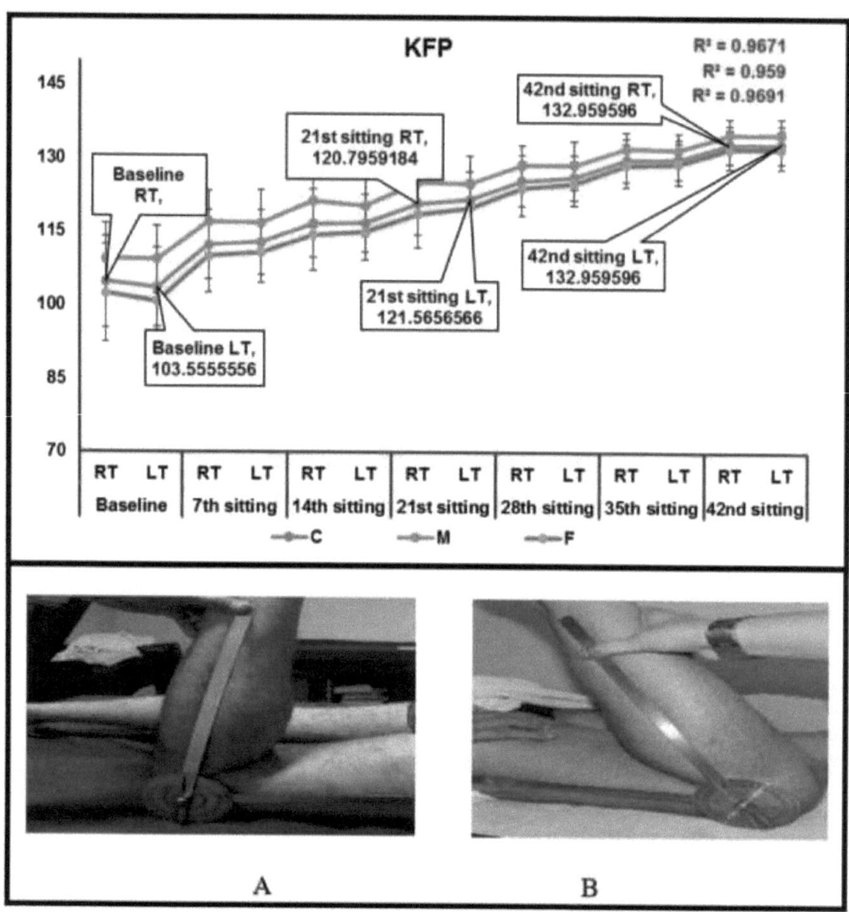

Fig. 8. Flexão do joelho na posição prona. A = Antes do tratamento; B = Após o tratamento

Registou-se que os valores da média e do desvio padrão de KFSt. para as pernas direita e esquerda dos 216 doentes combinados na linha de base eram de 96,14 ± 8,64^0 e 95,59 ± 7,87^0, respetivamente, e aumentaram significativamente com um valor de coeficiente de correlação (R^2) de 94% quando comparados com a 42.ª sessão, com os valores de cada articulação do joelho de 131,65 ± 4,18^0 e observou-se que eram simétricos, conforme ilustrado no gráfico **(Fig. 9)**.

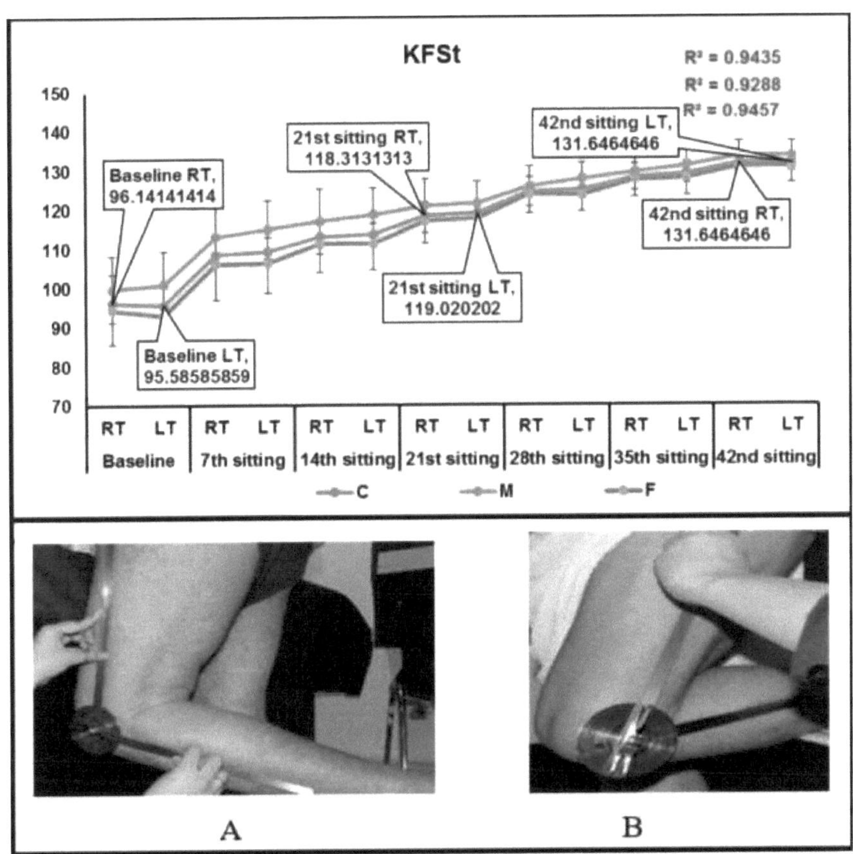

Fig. 9. Flexão do joelho na posição de pé. A = Antes do tratamento; B = Após o tratamento

Neste estudo, as outras medições anatómicas, nomeadamente a extensão do joelho nas posições supina, prona e em pé, para ambas as pernas, eram diferentes devido às DAO, incluindo deformidades em varo e/ou valgo, tal como ilustrado nos gráficos **(Figs. 10-12)**.

No presente estudo, observou-se que a média e o desvio-padrão (DP) dos valores de KES para as articulações do joelho direito e esquerdo de doentes combinados de 216 na linha de base foram 17,03 ± 1,76^0 e 16,80 ± 1,37^0 , respetivamente, e diminuíram significativamente com um coeficiente de correlação (R^2) de 99% quando comparados com a 42.ª sessão, com os valores de cada articulação do joelho como 10,08 ± 0,39^0 e observou-se que eram simétricos, conforme ilustrado no gráfico **(Fig. 10).**

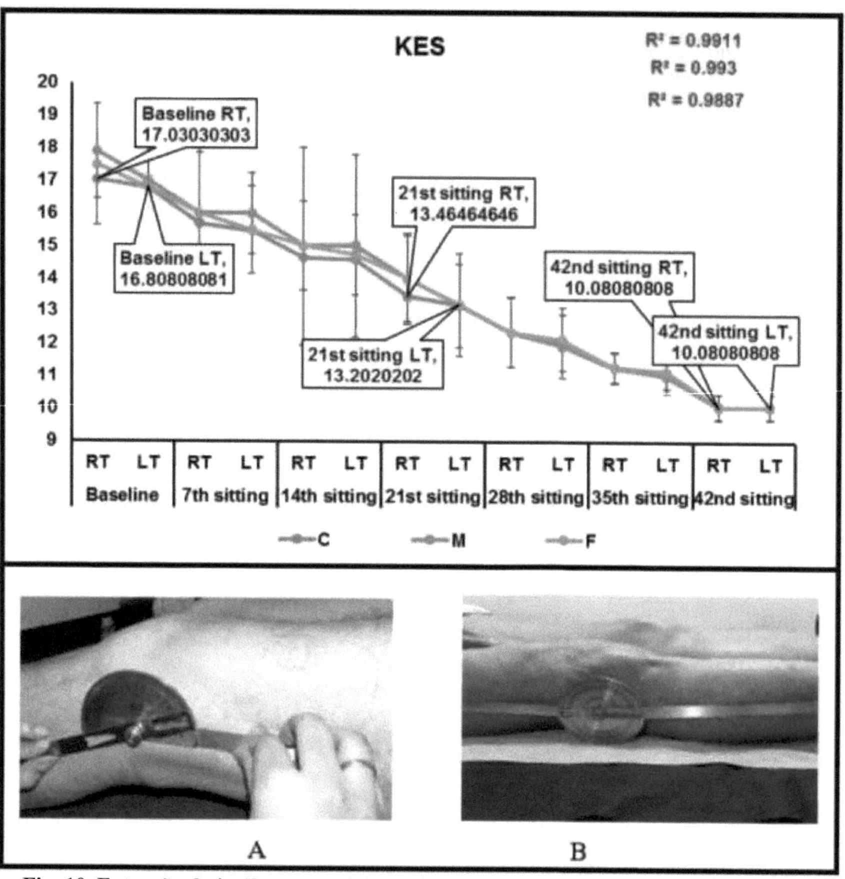

Fig. 10. Extensão do joelho em posição supina. A = Antes do tratamento; B = Após o tratamento

Verificou-se ainda que a média e o desvio padrão (DP) dos valores de KEP para as articulações do joelho direito e esquerdo dos doentes combinados (216) na linha de base foram registados como 16,64 ± 1,75^0 e 16,56 ± 1,67^0 , respetivamente, e diminuíram significativamente com um coeficiente de correlação (R^2) de 98% quando comparados com a 42.ª sessão, com os valores de cada articulação do joelho como 10,06±0,17^0 e observou-se que eram simétricos, conforme ilustrado no gráfico **(Fig. 11)**.

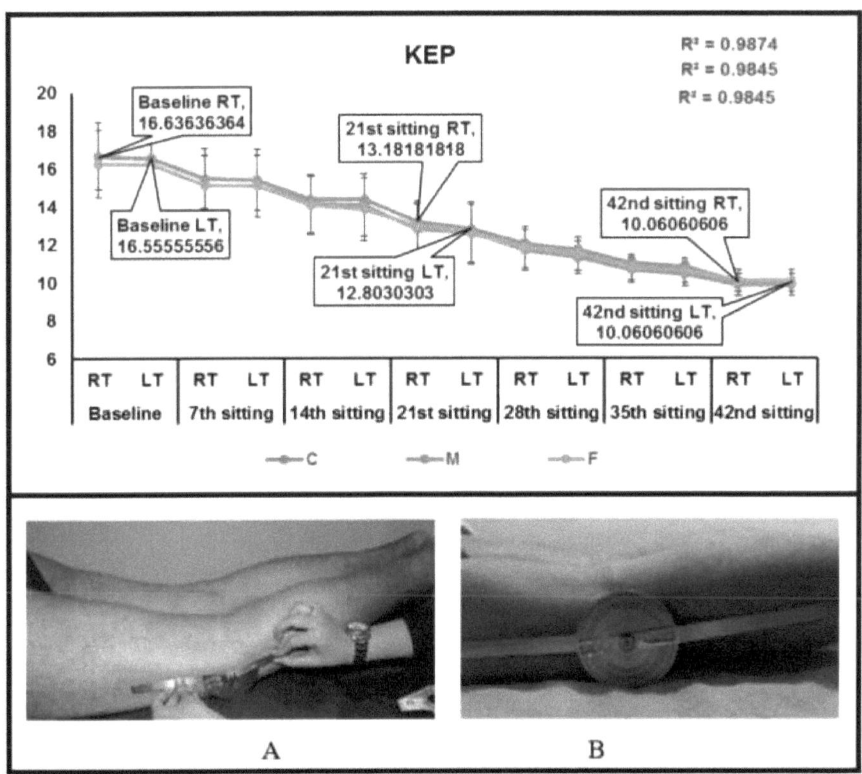

Fig. 11. Extensão do joelho em posição prona. A = Antes do tratamento; B = Após o tratamento

Também se registou que os valores médios e de desvio padrão (DP) de KESt. para as articulações do joelho direito e esquerdo dos doentes combinados na linha de base foram observados como 16,44 ± 1,75^0 e 15,89 ± 1,67^0 respetivamente e diminuíram significativamente com o valor R^2 a 98% quando comparado com a 42.ª posição sentada com os valores de cada articulação do joelho como 10,02 ± 0,12^0 e observou-

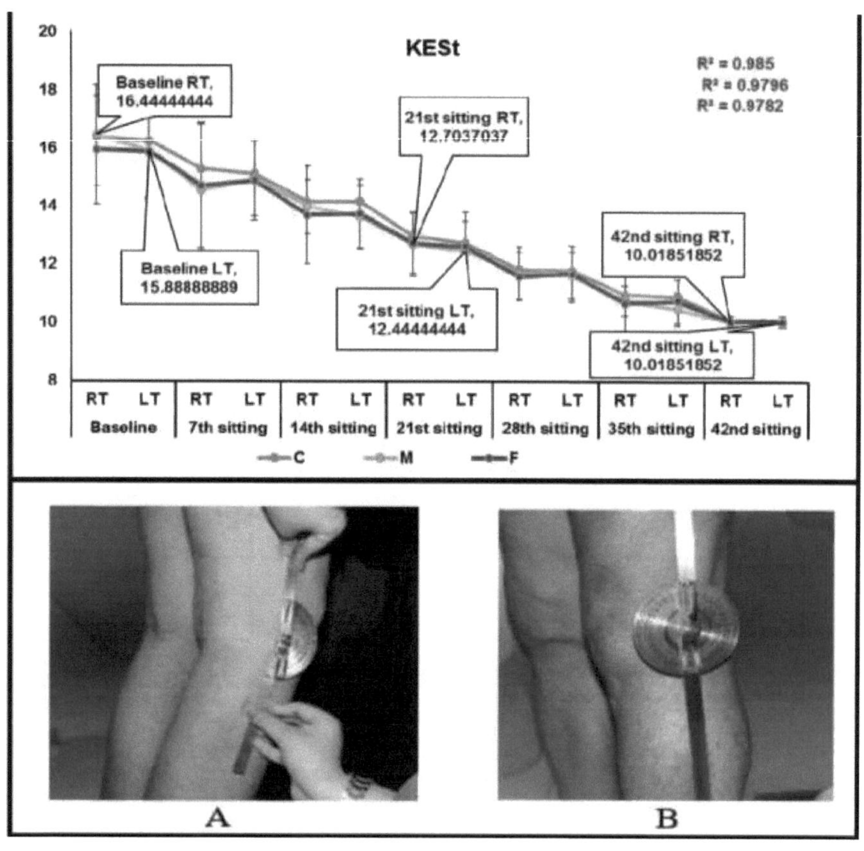

se que eram simétricos, conforme representado no gráfico **(Fig. 12).**

Fig. 12. Extensão do joelho na posição de pé. A = Antes do tratamento; B = Após o tratamento

Também foi registado que os valores médios e de desvio padrão (DP) do DTM para as pernas direita e esquerda dos doentes combinados diminuíram primeiro de 49,69 ± 5,65 cm e 49,40 ± 6,77 cm para 48,60 ± 5,66 cm e 48,60 ± 5.64 cm, respetivamente, a 21st sentados e, em seguida, aumentaram para 49,70 ± 5,70 cm para ambas as pernas a 42nd sentados sem valor significativo de R^2 a 0,009 e observou-se que eram simétricos para ambas as pernas, tal como representado no gráfico **(Fig. 13).**

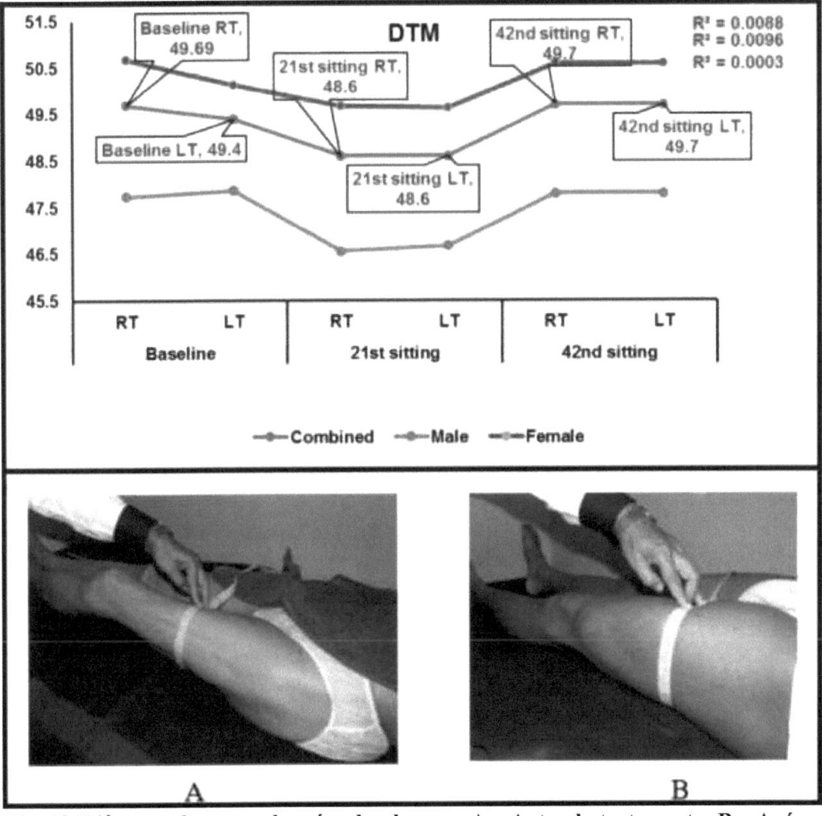

Fig. 13. Diâmetro do grupo de músculos da coxa. A = Antes do tratamento; B = Após o tratamento

Verificou-se que os valores médios e de desvio-padrão (DP) do DCM para as pernas direita e esquerda dos doentes combinados diminuíram de 35,70 ± 3,59 cm e 35,40 ± 4,13 cm para 34,2 ± 3,47 cm e 34,2 ± 3,43 cm, respetivamente, a 21st sentados e depois aumentaram para 35,30 ± 3,36 cm a 42nd sentados para ambas as pernas sem qualquer valor significativo de R^2 (0,036) e, finalmente, tornaram-se simétricos, como se mostra

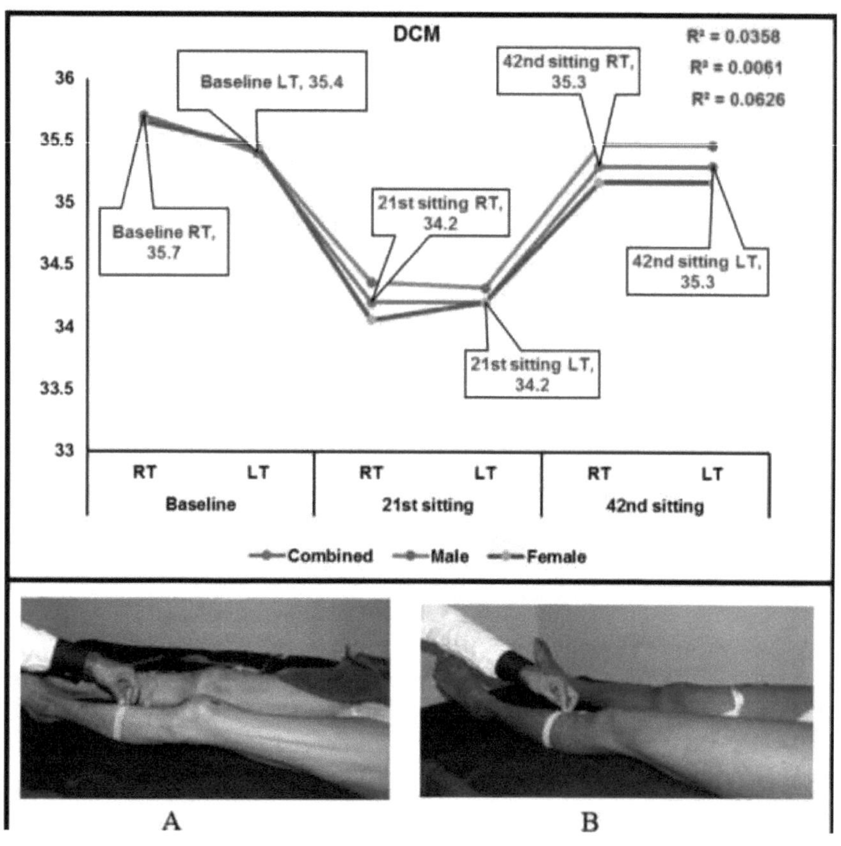

no gráfico **(Fig. 14)**.

Fig. 14. Diâmetro do grupo de músculos da barriga da perna. A = Antes do tratamento; B = Após o tratamento

tratamento

Observou-se que os valores médios e de desvio-padrão (DP) do DAP para as pernas direita e esquerda dos doentes combinados foram reduzidos para 41,7 ± 4,86 cm e 41,8 ± 5,07 cm, a partir de 43,50 ± 5,17 cm e 43,11 ± 6.02 cm, respetivamente, em 21st sessões e, posteriormente, aumentaram para 42,50 ± 4,75 cm para ambas as pernas em 42 sessões, sem qualquer valor significativo de R^2 avaliado em 0,26 e observou-se que eram simétricos no final de 42 sessões, conforme ilustrado no gráfico **(Fig. 15).**

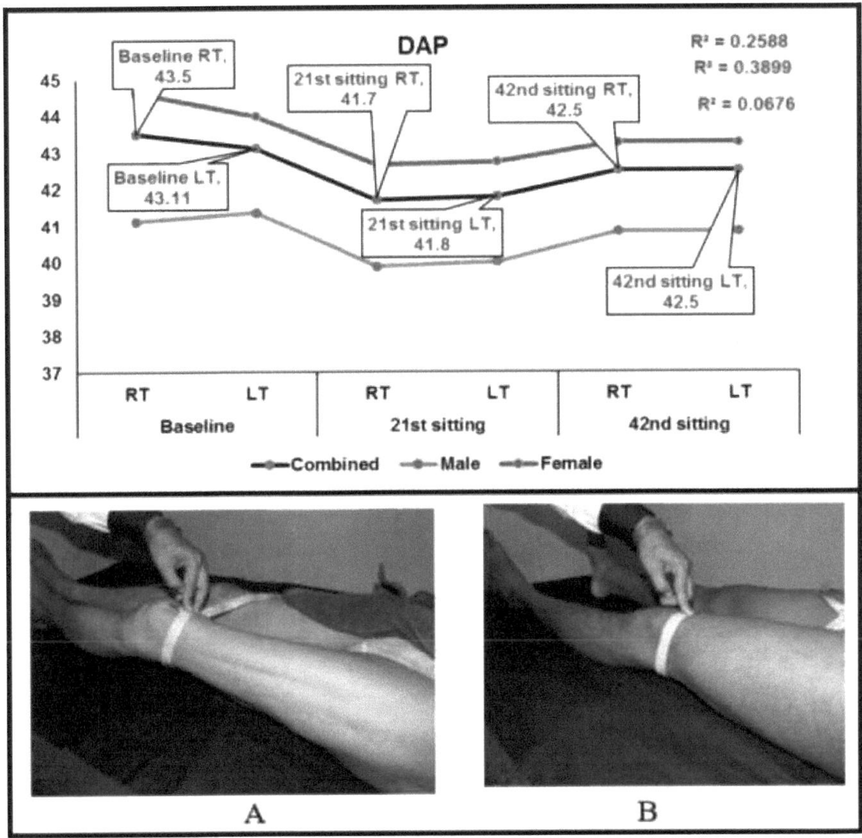

Fig. 15. Diâmetro do grupo de músculos ligados à articulação do joelho acima da rótula. A = Antes do tratamento; B = Depois do tratamento

Verificou-se também que os valores médios e de desvio-padrão (DP) da PAD para as pernas direita e esquerda dos doentes combinados diminuíram de 35,60 ± 3,73 cm e 35,40 ± 4,47 cm na linha de base para 34,2 ± 3,48 cm e 34,2 ± 3.48 cm em 21st sentados e, posteriormente, aumentaram para 35,00 ± 3,29 cm em 42nd sentados para ambas as pernas, sem qualquer valor significativo de R^2 (0,26), o que se observou ser simétrico no final de 42 sessões, conforme ilustrado no gráfico **(Fig. 16).**

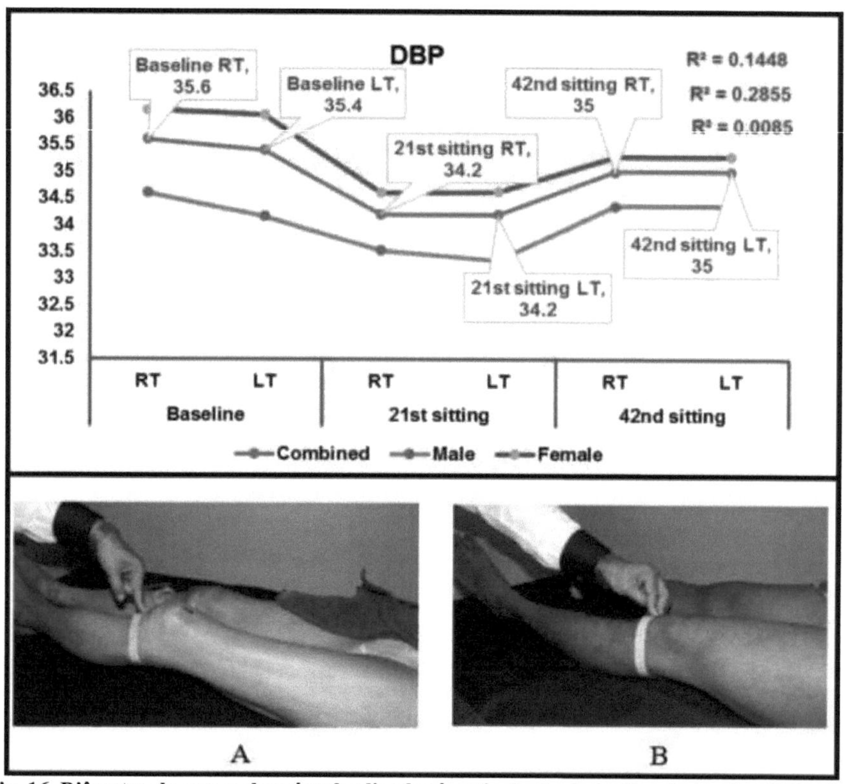

Fig. 16. Diâmetro do grupo de músculos ligados à articulação do joelho abaixo da rótula. A = Antes do tratamento; B = Depois do tratamento

4.2 Razões para a incompatibilidade entre os parâmetros anatómicos e a sensação de dor na osteoartrite do joelho

KGB : As medidas das distâncias do joelho entre o ponto da cabeça curta do músculo bíceps femoral na parte lateral da articulação do joelho e a superfície da cama (KGB) são diferentes entre as pernas direita e esquerda e as razões para não tocar na parte de trás das articulações do joelho (regiões poplíteas) na cama devem-se aos efeitos cumulativos do desgaste muscular do vasto lateral, vasto medial, trato iliotibial, inflamação das regiões poplíteas, rigidez do reto femoral, inflamação dos músculos da articulação conjuntiva, como o sartório, grácil, semimembranoso e semitendinoso, na parte medial da articulação do joelho, e rigidez (calcificação) do movimento da rótula, etc. Isto aconteceu devido ao uso prolongado de joelheiras, injecções de ácido hialurónico ou injecções de corticosteróides ou artrocentese (aspiração do líquido articular) utilizadas para diminuir rapidamente a dor e a inflamação e por outras razões.

DTM: As razões para as diferenças não correspondentes entre os diâmetros dos grupos de músculos da coxa (DTM) das pernas direita e esquerda são os efeitos cumulativos do desgaste muscular / abaulamento muscular nas partes posteriores das coxas, tais como o reto femoral, o vasto lateral, o vasto medial, o satorius (parte da área originada), o semimembranoso, o semitendinoso, a cabeça longa do bicípite femoral e o adutor magno, em particular. Para além disso, ambas as raízes nervosas do semimembranoso e do semitendinoso, que é o nervo ciático (tibial, L5, S1, S2), com origem na tubérculo do ísquio e que se insere na tíbia (pes anserius), são comprimidas. Os doentes queixam-se de uma sensação de dor aguda ou ligeira apenas na região lombar ou numa das articulações do joelho, embora sejam detectadas alterações degenerativas tanto na região lombar como nas articulações do joelho durante as observações físicas e radiológicas.

DAP: As razões para as diferenças não correspondentes entre os diâmetros do grupo de músculos ligados à articulação do joelho, 4 cm acima da rótula (DAP) das pernas direita e esquerda são os efeitos cumulativos do desgaste muscular, inflamação, derrame ou coagulação do sangue devido ao ingurgitamento da veia safena. No entanto, os quatro músculos, nomeadamente o sartório, o grácil, o semitendinoso e o semimembranoso, inserem-se todos na tíbia (pes anserinus) e 90 % dos doentes que sofrem de osteoartrite nas articulações do joelho referem dor aguda na zona de ligação dos quatro músculos acima referidos na parte medial do joelho. Além disso, os relatórios radiológicos reflectem as alterações degenerativas que ocorrem simultaneamente na região lombar e em ambas as articulações do joelho, independentemente de o doente sentir dor intensa na região lombar ou nas articulações do joelho.

DBP : As razões para as diferenças desiguais dos diâmetros do grupo de músculos ligados à articulação do joelho, 4 cm abaixo da rótula (DBP) das pernas direita e esquerda, são os efeitos cumulativos do desgaste muscular, inflamação, derrame ou coagulação sanguínea nas partes anterior, posterior, lateral e medial das pernas, tais como o tibial e o extensor anterior do hálux longo e do dedo longo, O gastrocnómio, o tendão de Aquiles, o flexor dos dedos e o hallucis longus e brevis e o solear são gravemente afectados durante a ocorrência de alterações degenerativas nas articulações do joelho e na região lombar e os doentes referem dores graves na região lombar ou em qualquer uma das articulações do joelho.

DCM: No caso de diferenças de diâmetros do grupo de músculos da barriga da perna (DCM) entre as duas pernas, observam-se efeitos cumulativos do desgaste muscular dos músculos gastrocnémios devido ao uso prolongado de apoios para os joelhos, sensibilidade do tendão de Aquiles, sóleo (parte do tríceps surae), esporão do calcâneo, flexor dos dedos, rigidez das articulações do tornozelo e outras razões. É de notar que os músculos da barriga da perna são muito importantes para o alinhamento das vértebras da coluna vertebral. Uma ligeira diferença de diâmetro entre os dois músculos da barriga das pernas pode provocar a compressão das vértebras lombares.

Flexão do joelho: observa-se que os ângulos de flexão nas posições supina, prona e de pé são muito diferentes. As duas principais acções das articulações do joelho são a flexão e a extensão, com a capacidade de rodar ligeiramente, e a maior parte dos músculos que movem estas articulações estão localizados nas coxas, com exceção do gastrocnémio e do poplíteo. Os músculos responsáveis pela flexão do joelho são o bíceps femoral [a raiz nervosa é o nervo tibial para a cabeça longa e o nervo peroneal comum para a cabeça curta], o semimembranoso e o semitendinoso [para ambos os músculos, a raiz nervosa é o nervo ciático (tibial, L5, s1, S2)]. As degenerações ocorrem simultaneamente em ambas as articulações do joelho e na região lombar, quer a dor seja sentida ou não durante a compressão do nervo ciático, e estes fenómenos são comprovados por chapas de raios X/relatórios radiológicos de ambas as articulações do joelho e/ou da coluna vertebral do L.S.

Extensão do joelho: Observa-se que o ângulo de extensão nas posições supina, prona e de pé de ambas as pernas é muito diferente. Os músculos responsáveis pela extensão do joelho, nomeadamente o vasto medial, o vasto lateral, o vasto intermédio e o vasto femoral, inserem-se todos na rótula através do tendão do quadricípite e na tuberosidade da tíbia através do ligamento da rótula e as raízes nervosas de todos os músculos são o nervo femoral. As alterações ocorreram simultaneamente em ambas as articulações do joelho e na região lombar, mas a dor aguda é sentida quer numa articulação do joelho quer em ambas as articulações do joelho ou na região lombar devido à compressão do nervo femoral, tal como confirmado pelos relatórios de raios X.

[Fonte: Ganguly A (2015) As alterações degenerativas na região lombar conduzem sempre a alterações degenerativas bilaterais nas articulações do joelho e vice-versa. A sensação de dor não pode ser apenas o parâmetro de degeneração. Anat Physiol S3.002.dot: 10.4172/2161-0940S4-005]

4.3 Parâmetros bioquímicos

Os valores médios e de desvio padrão (DP) e o respetivo padrão de melhorias nos parâmetros bioquímicos, como a proteína C-reactiva (PCR), a creatina fosfoquinase muscular (CPK-MM) e a Aldolase-A do soro recolhido de 216 números de doentes combinados, foram representados nos histogramas **(Figs. 17-19).**

Todos os dados relativos a cada parâmetro bioquímico registaram uma diminuição significativa (P<0,001) no final de 42 sessões dend, quando comparados com os valores da linha de base.

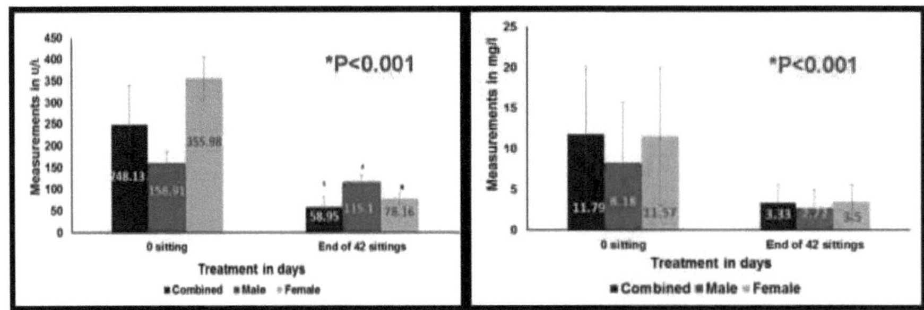

Fig. 17. Creatina fosfoquinase muscular (CPK-MM)

Fig. 18. Proteína C-reactiva (PCR)

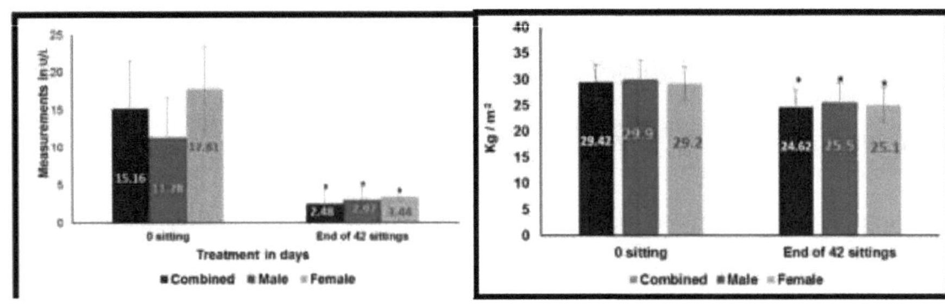

Fig. 19. Aldolase A

Fig. 20. Índice de massa corporal (IMC)

4.4 Índice de Massa Corporal (IMC) Parâmetro

Os valores da média e do DP do IMC de 216 pacientes combinados também diminuíram para 24,62 ± 3,29 kg/m^2 de 29,42 ± 3,44 kg/m^2 no final das 42 sessões de tratamento, devido à perda de peso durante o período de terapia, e estão representados no histograma **(Fig. 20)**. Todos os dados registaram um declínio significativo (P<0,001) no final das 42 sessões de tratamento, quando comparados com os dados da linha de base.

4.5 Parâmetros da subescala WOMAC

Verificaram-se melhorias quando se estudaram os valores médios e de desvio padrão (DP) dos parâmetros da subescala do Índice WOMAC, tais como a subescala de dor, a subescala de rigidez e a subescala de incapacidade física funcional, em percentagem, para um conjunto de 216 doentes no final do curso de 42 sessões de tratamento.

Todos os dados mostraram valores decrescentes entre a linha de base e o final das 42 sessões de tratamento e estão representados nos histogramas **(Fig. 21)**. Para os três parâmetros acima mencionados, todos os dados no final das 42 sessões diminuíram a um nível significativo de P<0,001 quando comparados com a linha de base para os doentes combinados.

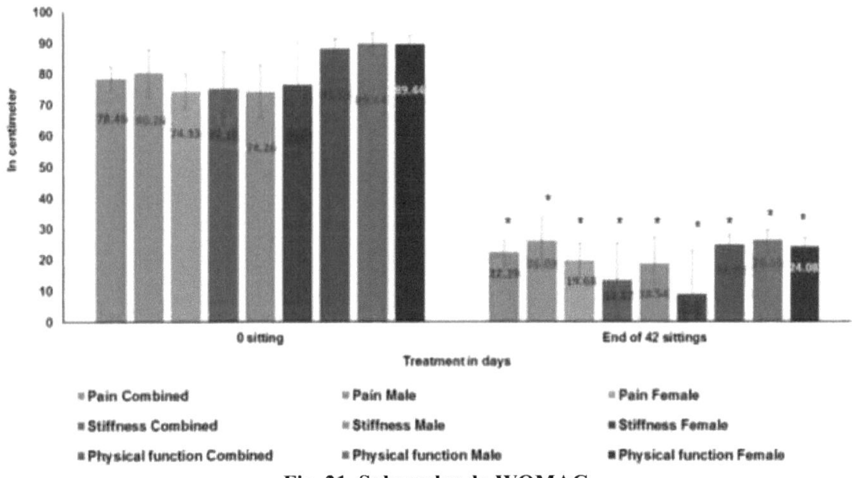

Fig. 21. Subescalas do WOMAC

4.6 Imagens radiológicas antes e depois do tratamento fitoterapêutico

O autor já tinha representado trinta e quatro pares de imagens de raios X de quinhentos e vinte e nove pacientes que sofriam de DAO do joelho, incluindo deformidades genu varum (varo / valgo), e normalizou ambas as articulações do joelho no final das 42 sessões com a ajuda do protocolo de tratamento fitoterapêutico programado [13-15; 17]. No presente estudo, quatro pares de imagens de raios X de duzentos e dezasseis pacientes com DAO do joelho, incluindo deformidades genu veram, foram representados na **Fig. 22** (A, B, E e G). As melhorias das DAO do joelho, incluindo as deformações do joelho genu verum, são claramente identificadas em todas as imagens no final das 42 sessões do protocolo de tratamento programado. Para além disso, o tratamento fitoterapêutico recuperou o desnível das articulações do joelho, o que é mostrado na **Fig. 22** (B, D, F e H) e também para a melhoria das DAO na região lombar, representada na **Fig. 22** (J e K).

Sexo: F, Idade: 55 anos

Antes do tratamento

Após o tratamento

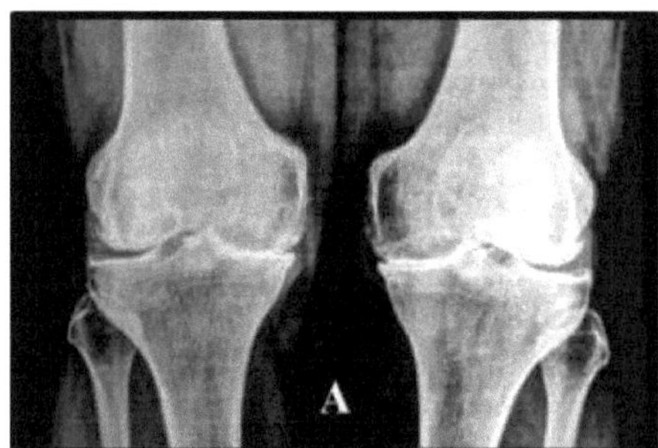

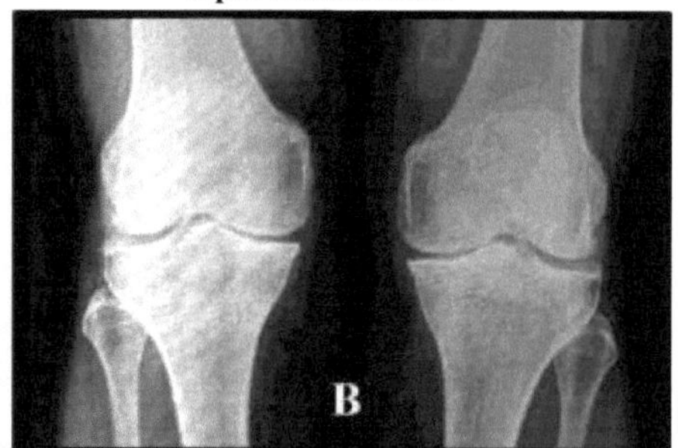

Fig. 22. Imagens radiológicas antes (A) e depois (B) do tratamento

Antes do tratamento

Após o tratamento

Sexo: F, Idade: 64 anos

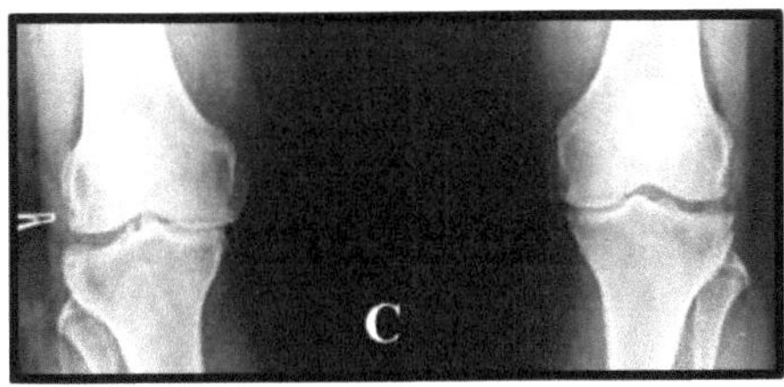

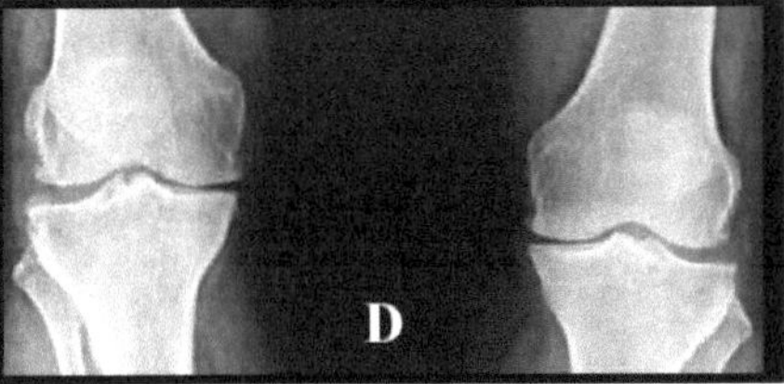

Sexo: M, Idade: 65 anos

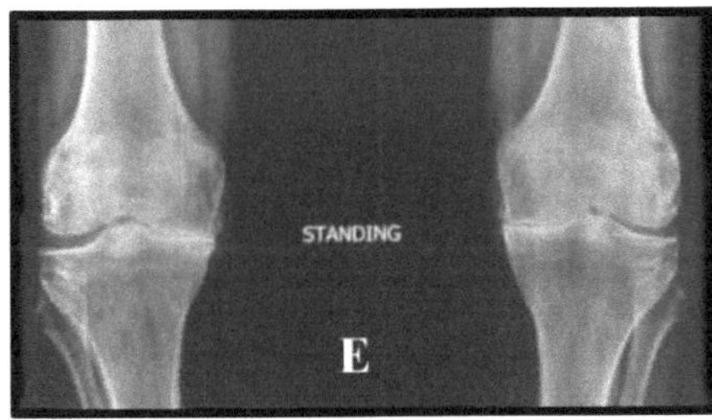

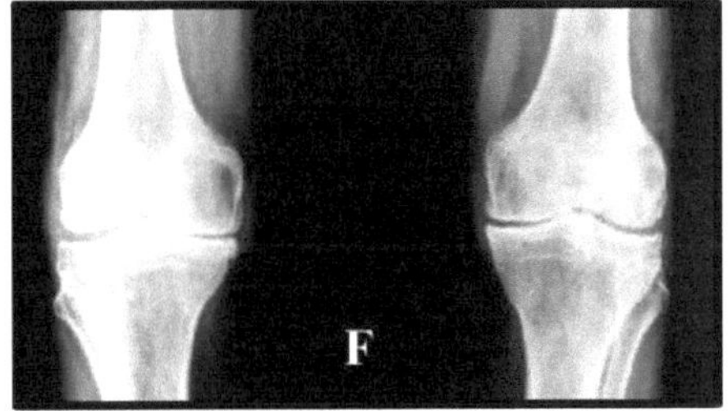

Sexo: F, Idade: 56anos

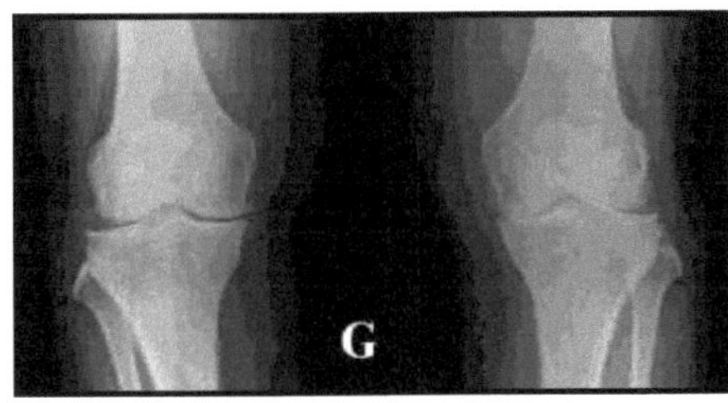

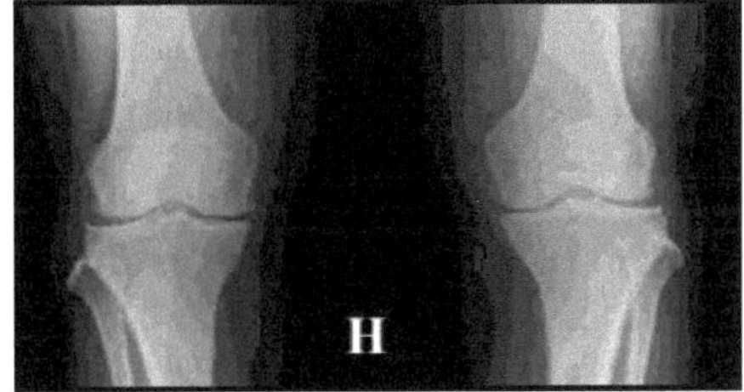

Sexo: F, Idade: 57anos

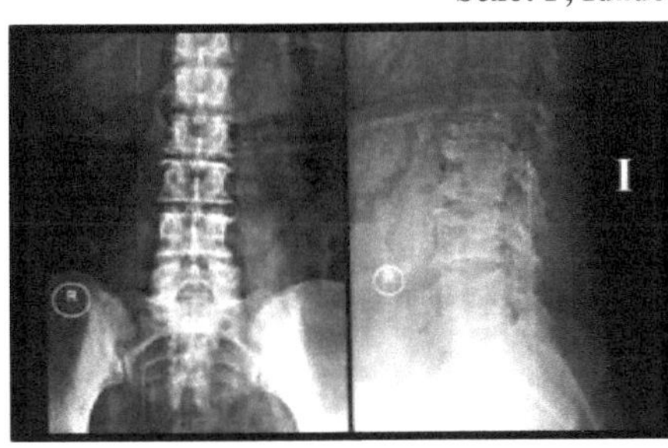

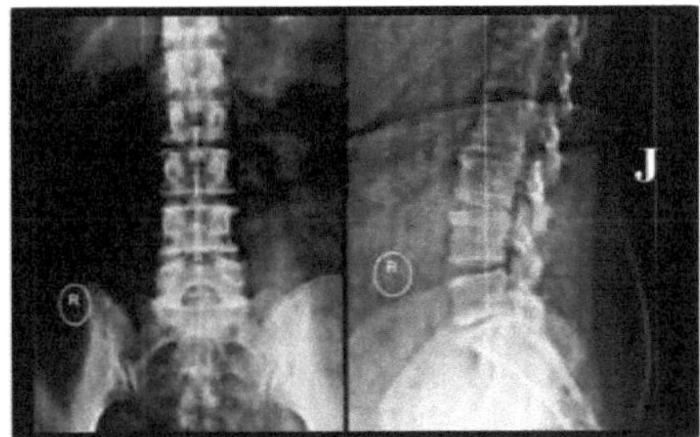

Fig. 22. Imagens radiológicas antes (C, E, G & I) e depois (D, F, H & J) do tratamento

Antes do tratamento Após o tratamento

Sexo: F, Idade: 65 anos

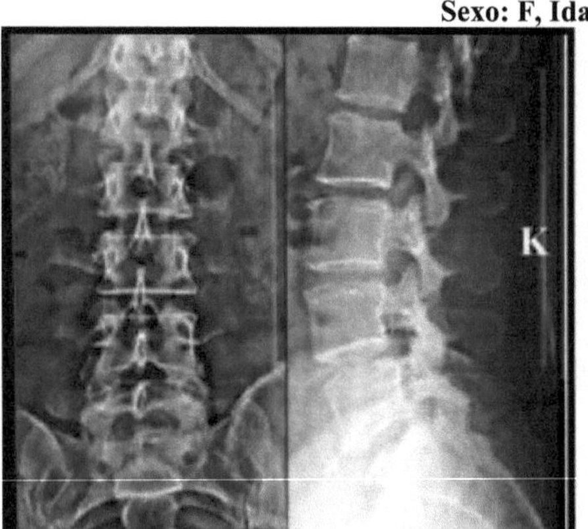

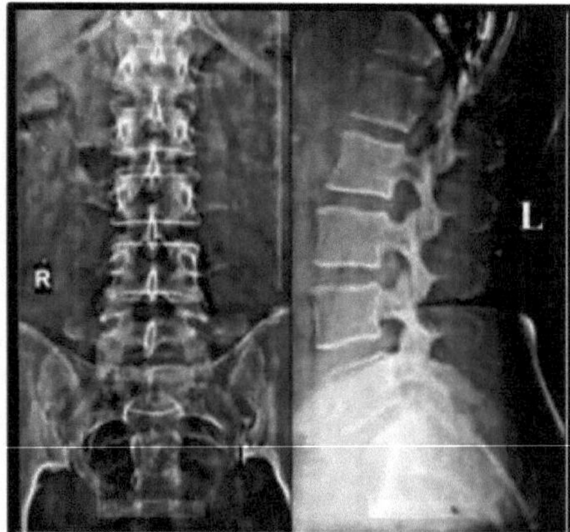

Fig. 22. Imagens radiológicas antes (K) e depois (L) do tratamento

4.7 Indivíduos sem sensação de dor

Os presentes resultados mostraram que 203 (64%) dos 315 indivíduos apresentavam irregularidades no KGB, DTM, DAP, DBP, DCM e/ou na amplitude de movimentos das articulações do joelho nas posições supina, deitada e de pé. s resultados dos perfis bioquímicos, tais como a PCR, a CPK-MM e a Aldolase-A, eram elevados ou baixos. No caso da observação radiológica, foi encontrada alguma alteração degenerativa nas articulações do joelho.

Também se observou que os valores da média e do desvio padrão (S.D.) do KGB para as articulações do joelho direito e esquerdo dos doentes combinados (203), nos dados de base, eram de 5,41 ± 0,53 cm e 5,82 ± 0,55 cm, respetivamente, tendo diminuído significativamente (P<0,001 e P<0,001) quando comparados com 28 sessões deth com os valores de cada perna direita e esquerda de 2,57 ± 0,14 cm e observou-se que eram simétricos, conforme ilustrado no gráfico **(Fig. 23A)**.

Os valores da média e do desvio padrão (S.D.) do DTM para as articulações do joelho direito e esquerdo dos doentes combinados (203) foram observados nos dados de base como 50,04 ± 1,36 cm e 49,71 ± 1,18 cm, tendo aumentado sem alterações significativas (P = 0,45) e com alterações significativas (P<0,01) quando comparados com 28 sessões de[th] com os valores de cada perna direita e esquerda como 50,14 ± 1,32 cm e observados como sendo simétricos, conforme representado no gráfico **(Fig. 23B)**.

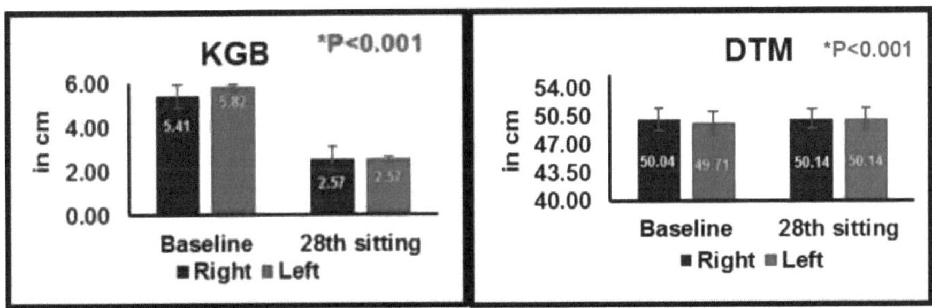

A. Espaço entre a cabeça curta do bicípite femoral e a superfície do leito do joelho (KGB)

B. Diâmetro do grupo de músculos da coxa (DTM)

Fig. 23. Parâmetros anatómicos (A= KGB; B = DTM) dos doentes combinados (n = 203; *P<0,001)

Os valores da média e do desvio padrão (S.D.) do DAP para as articulações do joelho direito e esquerdo dos doentes combinados (203) foram observados nos dados de base como 44,40 ± 1,99 cm e 44,36 ± 1,70 cm, tendo aumentado sem alterações significativas (P = 0,67 e P = 0,49) quando comparados com 28 sessões de[th] com os valores de cada perna direita e esquerda como 44,48 ± 1,84 cm e observados como sendo simétricos, conforme representado no gráfico **(Fig. 23C)**.

Relativamente aos valores da média e do desvio padrão (S.D.) da PAD para as articulações do joelho direito e esquerdo dos doentes combinados (203), observou-se que os dados de base eram 35,85 ± 3,73 cm e 35,46 ± 4,47 cm, tendo diminuído sem alterações significativas (P = 0,51 e P = 0,59) quando comparados com 28 sessões de[th] com os valores de cada perna direita e esquerda como 35,65 ± 2,29 cm e observou-se que eram simétricos, conforme representado no gráfico **(Fig. 23D).**

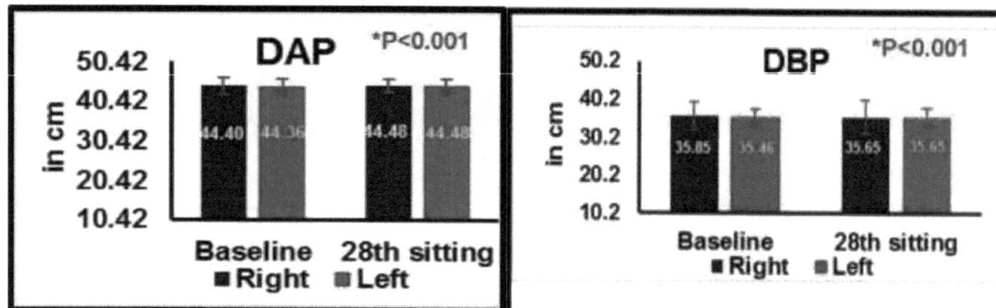

C. Diâmetro do grupo de músculos ligados à articulação do joelho acima da rótula (DAP)

D. Diâmetro do grupo de músculos ligados à articulação do joelho abaixo da rótula (DBP)

Fig. 23. Parâmetros anatómicos (C = PAD; D = PAD) dos doentes combinados (n = 203; *P<0,001))

Os valores da média e do desvio-padrão (S.D.) do DCM para as articulações do joelho direito e esquerdo dos doentes combinados (203) foram observados nos dados de base como 36,61 ± 3,69 cm e 37,01 ± 4,17 cm, tendo aumentado sem alterações significativas (P = 0,04 e P = 0,05) quando comparados com 28 sessões de[th] com os valores de cada perna direita e esquerda como 37,32 ± 3,36 cm e observados como sendo simétricos, conforme ilustrado no gráfico **(Fig. 23E).**

Os valores da média e do desvio-padrão (S.D.) do KFS para as articulações do joelho direito e esquerdo dos doentes combinados (203) foram observados nos dados de base como 129,69 ± 5,41° e 124,64 ± 5,63° , tendo aumentado significativamente (P<0,001 e P<0,001) quando comparados com 28 sessões de[th] com os valores de cada perna direita e esquerda como 144,74 ± 0,44° e observados como sendo simétricos, conforme ilustrado no gráfico **(Fig. 23F).**

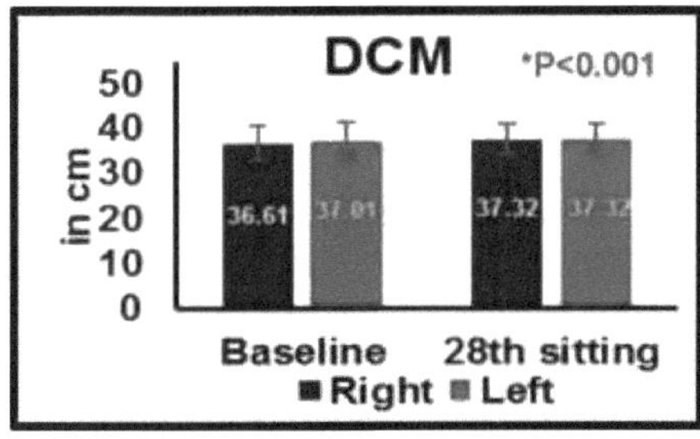

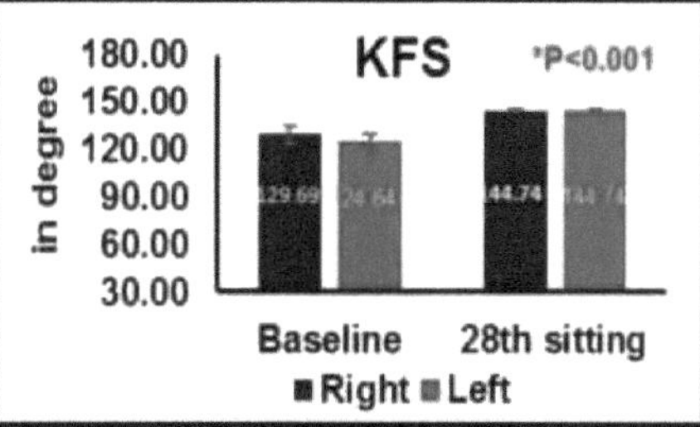

E. Diâmetro do grupo de músculos da barriga da perna (DCM)

F. Flexão do joelho em posição supina (KFS)

Fig. 23. Parâmetros anatómicos (E = DCM; F = KFS) dos doentes combinados (n = 203; *P<0,001)

Os valores da média e do desvio padrão (S.D.) do KFP para as articulações do joelho direito e esquerdo dos doentes combinados (203) foram observados nos dados de base como 130,52 ± 4,72° e 126,72 ± 4,23° , tendo aumentado significativamente (P<0,001 e P<0,001) quando comparados com 28 sessões deth com os valores de cada perna direita e esquerda como 144,52 ± 0,57° e observados como sendo simétricos, conforme representado no gráfico **(Fig. 23G).**

Para os valores da média e do desvio padrão (S.D) de KFst para as articulações do joelho direito e esquerdo dos doentes combinados (203), observou-se que os dados de base eram 131,81 ± 4,72° e 128,35 ± 4,23° , tendo aumentado significativamente (P<0,001 e P<0,001) quando comparados com 28 sessões deth com os valores de cada perna direita e esquerda como 144,52 ± 0,57° e observou-se que eram simétricos, conforme representado no gráfico **(Fig. 23H).**

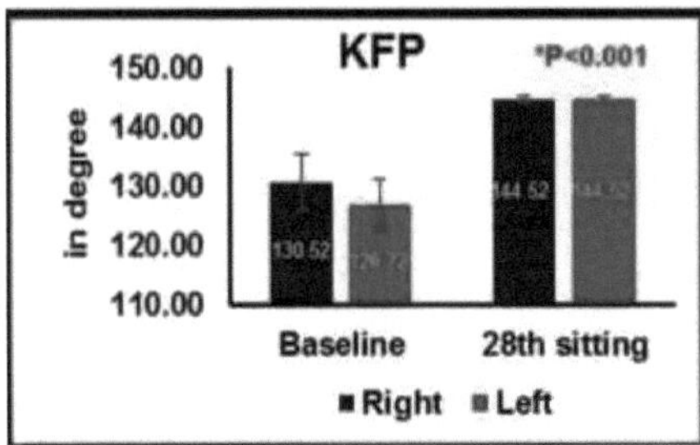

G. flexão do joelho em posição de decúbito ventral

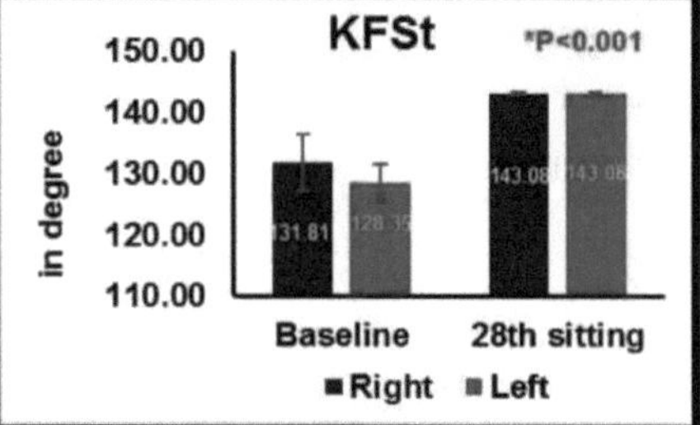

H. flexão do joelho em posição de pé (kfst)

Fig. 23. Parâmetros anatómicos (G = KFP; H = KFst) dos doentes combinados (n = 203; *P<0,001)

Os valores da média e do desvio padrão (S.D.) de KES para as articulações do joelho direito e esquerdo dos doentes combinados (203) foram observados nos dados de base como 8,26 ± 1,49° e 8,33 ± 0,75° , tendo diminuído significativamente (P<0,001 e P<0,001) quando comparados com 28 sessões deth com os valores de cada perna direita e esquerda como 3,58 ± 0,57° e observados como sendo simétricos, conforme representado no gráfico **(Fig. 23I).**

Os valores da média e do desvio padrão (S.D.) do KEP para as articulações do joelho direito e esquerdo dos doentes combinados (203) foram observados nos dados de base como 7,47 ± 1,65° e 7,10 ± 0,90° , tendo diminuído significativamente (P<0,001 e P<0,001) quando comparados com 28 sessões deth com os valores de cada perna direita e esquerda como 3,62 ± 0,49° e observados como sendo simétricos, conforme representado no gráfico **(Fig. 23J).**

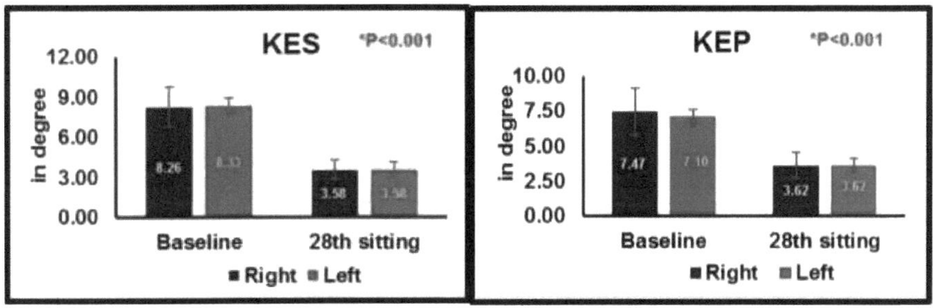

I. **extensão do joelho em posição supina (KES)**

J. **Extensão do joelho em posição prona (KEP)**

Fig. 23. Parâmetros anatómicos (I = KES; J = KEP) dos doentes combinados (n = 203; *P<0,001)

Os valores da média e do desvio padrão (S.D.) de KESt para as articulações do joelho direito e esquerdo dos doentes combinados (203) foram observados nos dados de base como 7,00 ± 0,86° e 6,87 ± 1,02° , tendo diminuído significativamente (P<0,001 e P<0,001) quando comparados com 28 sessões deth com os valores de cada perna direita e esquerda como 2,56 ± 0,70° e observados como sendo simétricos, conforme representado no gráfico **(Fig. 23K).**

Os valores médios e de desvio padrão (DP) e o respetivo padrão de melhorias nos parâmetros bioquímicos, como a proteína C-reactiva (PCR), a creatina fosfoquinase muscular (CPK-MM) e a Aldolase-A do soro recolhido de 203 números de doentes combinados, foram representados nos histogramas (**Fig. 23 L-N**). Todos os dados relativos a cada parâmetro bioquímico registaram um declínio significativo (P<0,001) no final de 28th sentado para PCR: 3,28 ± 3,12 mg/l, CPK-MM: 89,92 ± 29.10 U/L e Aldolase-A: 2,38 ± 0,90 U/L, quando comparados com os valores da linha de base para a PCR: 5,58 ± 5,10 mg/l, CPK-MM: 103,12 ± 39,11 U/L e Aldolase-A: 5,95 ± 5,10 U/L, respetivamente.

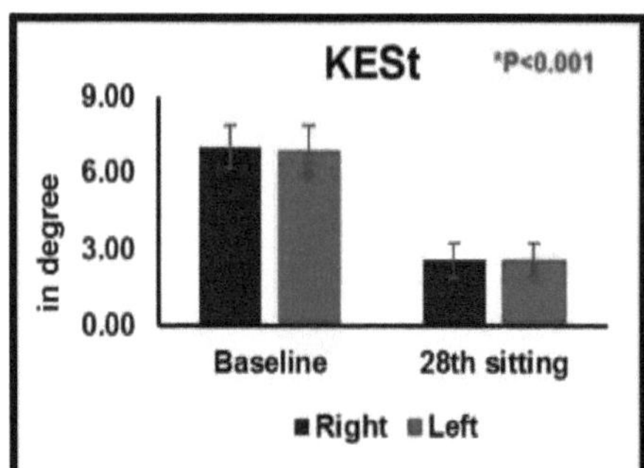

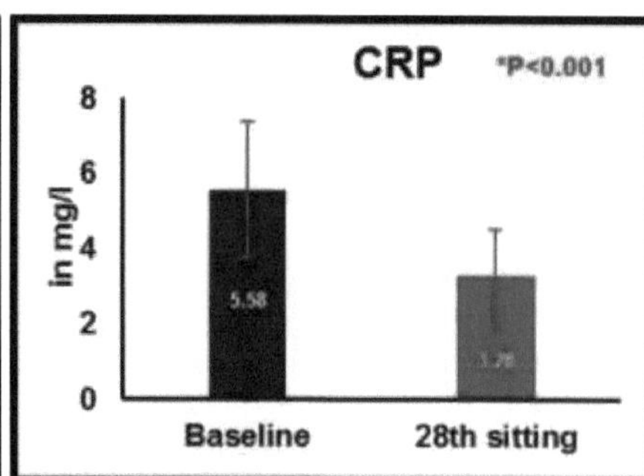

K. Extensão do joelho em posição de pé (KESt)

L. Proteína C-REACTIVA (CRP)

Fig. 23. Parâmetros anatómicos (K = KESt) e parâmetros bioquímicos (L = PCR) de doentes combinados (n = 203; *P<0,001)

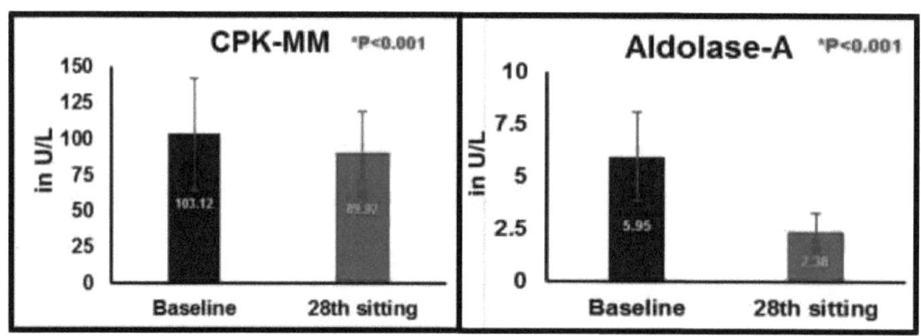

M. creatina fosfoquinase muscular (CPKMM)

N. aldolase A

Fig. 23. Parâmetros bioquímicos (M = CPK-MM; N = Aldolase-A) de doentes combinados (n = 203; *P<0.001)

DISCUSSÃO

As DAO são doenças dolorosas em todo o mundo e poucos estudos descobriram a cura completa destes tipos específicos [13; 17]. No entanto, muitos estudos têm dado ênfase aos métodos de alívio da dor através da utilização de fármacos [26-31] e, em última análise, através de terapia cirúrgica [25; 55]. Os investigadores já tinham investigado vários tipos de DAO nas articulações do joelho, da anca, lombar e cervical [1-2; 4; 7-8; 13-15; 17].

O presente estudo centrou-se principalmente na deteção de DAO, com especial referência às articulações do joelho, com base em doentes com ou sem sintomas de dor, a fim de estabelecer o protocolo de diagnóstico com a ajuda de observações anatómicas, parâmetros bioquímicos e várias imagens, tais como tomografia computorizada, raios X ou ressonância magnética e, em segundo lugar, desenvolver a normalização completa das DAO com a ajuda de técnicas especializadas através da aplicação tópica de fitoconstituintes de extração aquosa de plantas medicinais indianas específicas, nomeadamente *Cissus quadrangularis, Heliotropium indicum, Rosmarinus officinalis* e *Calotropis gigantea*, que já tinha sido documentada como medicina popular, tradicionalmente usada para aliviar temporariamente a dor. O presente estudo foi baseado em extrato aquoso, enquanto pesquisadores estudaram com extratos de solventes orgânicos dessas plantas medicinais que são usadas em várias prevenções de doenças [56-59]. O presente trabalho também estabeleceu que o tratamento para a normalização completa das DAO em relação às melhorias dos parâmetros anatómicos e bioquímicos, juntamente com os resultados da radiografia no final de 42 sessões, em comparação com os parâmetros acima mencionados na linha de base (0 sessão). Por último, foi fornecida uma abordagem sustentável para a prevenção, que indica que a dor numa articulação do joelho e/ou na região lombar e/ou dorsal e/ou cervical não se propagaria no futuro a nenhuma outra das regiões referidas a partir da(s) zona(s) inicial(is) de sensação de dor aguda.

Observou-se também que, no caso de indivíduos sem dor, as imagens radiológicas mostravam uma degeneração marginal entre os ossos/vértebras e alterações marginais nas observações anatómicas bilaterais, bem como alterações dos perfis bioquímicos. Estas observações permitiram concluir que os indivíduos em causa são susceptíveis de sofrer de DAO no futuro. Estes estudos únicos prevêem assim a possibilidade de um indivíduo ser afetado por DAO. Embora as anomalias tenham sido detectadas em caso de síndromes de dor com ou sem diagnóstico, estas também podem ser normalizadas com simetria com o protocolo de tratamento fitoterapêutico especializado estabelecido apenas durante o período de 4-13 semanas e também para estabelecer o alívio permanente da dor por esta fitoterapia especializada, evidenciado por observações pós-anatómicas, níveis normais dos biomarcadores bioquímicos acima referidos e imagens radiológicas.

No caso das observações anatómicas, o presente estudo também estabeleceu a simetria bilateral com intervalos normais no que diz respeito ao KGB, KFS, KFP, KFSt., KES, KEP e KESt., após o tratamento de 42 sessões pela aplicação dos fitoextratos três vezes por dia com posições posturais programadas [13-15; 17].

Por outras palavras, foi sublinhado que os parâmetros anatómicos, nomeadamente DTM, DCM, DAP e DBP, também são parâmetros adequados para detetar DAO e o tratamento fitoterapêutico revelado no final de 42nd normalização da posição sentada, juntamente com a simetria de ambas as pernas, pode dever-se ao desenvolvimento muscular a um nível mínimo a partir da forma anormal das pernas inflamadas durante as DAO, o que pode estar correlacionado com os valores de PCR e CPK-MM a níveis decrescentes. Geralmente, as DAO estão associadas à inflamação e à dor aguda [60] e o tratamento fitoterapêutico com pernas simétricas pode indicar a normalização da inflamação e da regeneração muscular e a diminuição da PCR e da CPK-MM no presente estudo, o que é apoiado por investigadores [61-62].

Os parâmetros bioquímicos, como a proteína C-reactiva (PCR), a creatina fosfoquianse muscular (CPK-MM) e a aldolase A, foram estimados para identificar várias doenças (osteoartrite, artrite reumatoide, doenças cardíacas, insuficiência renal, etc.). Entre todas estas doenças, as DAO já estabeleceram que o ensaio da PCR é um biomarcador no soro de doentes com OA [63]. No presente estudo, a normalização de todos os parâmetros bioquímicos supramencionados após 42 sessões indicou que a melhoria das actividades musculares pode ser devida à inibição da via da COX-2, que foi um fator causador da inflamação ocorrida durante as DAO agudas, ou seja, da simetria anormal para a simetria normal em ambas as articulações do joelho. A fraqueza muscular é causada por uma doença neurológica, mas a aldolase A mantém-se elevada no caso de doenças musculares, como a distrofia muscular. Verificou-se que as DAO levam à degeneração muscular [19; 64-66]. Até à data, não existe nenhum medicamento disponível para controlar o nível elevado de aldolase A no sangue de doentes com osteoartrite. No entanto, o nível de aldolase A pode ficar "dentro dos limites" após a fitoterapia. O presente estudo comprova que a creatina fosfoquinase muscular (CPK-MM), a proteína C-reactiva (PCR) e a aldolase A são marcadores bioquímicos adequados para detetar inflamações, distrofia muscular, etc. na OAD [18; 40-41]. O autor também estabeleceu a normalização completa do genu verum na DAO para ambas as articulações do joelho com este tratamento fitoterapêutico [17].

O presente trabalho de investigação indicou que as plantas medicinais, tais como *Cissus quadrangularis, Heliotropium indicum*, *Rosmarinus officinalis* e *Calotropis gigantea* têm potentes eficácias terapêuticas, que foram apoiadas por outros investigadores em relação à fitoterapia previamente documentada, mas os investigadores estudaram com extractos de solventes orgânicos destas plantas para a prevenção de doenças [39; 5659]. No entanto, o presente trabalho baseia-se em extractos aquosos e conservados em óleo de sésamo (actuou como bio-conservante) juntamente com cera de colmeia como um novo protocolo de tratamento [1315; 17]. Existe uma grande semelhança com outros trabalhos de investigação anteriores em relação a propriedades anti-inflamatórias pela presença de fitoquímicos em *Calotropis gigantea* [50; 56], alívio da dor muscular e tratamento tradicional da osteoartrite, artrite reumatoide e osteoporose utilizando extractos de solvente orgânico de *Cissus quadrangularis* [46; 57-58]), actividades antioxidantes de *Heliotropium indicum* [47] e

O óleo essencial da parte aérea da planta, *Rosemarinus officinalis*, mostrou propriedades anti-inflamatórias, antiproliferativas e antioxidantes [48; 59].

Observou-se que, nos presentes resultados, houve melhorias significativas nas medidas anatómicas, tais como a diminuição do KGB em ambas as pernas e a diminuição do DTM, DAP, DBP e DCM em ambas as pernas, inicialmente devido à diminuição da inflamação / rigidez / polifibroides / atrofia que podem estar presentes em determinada(s) área(s) e, em seguida, ao aumento do diâmetro do grupo de músculos devido à melhoria dos músculos devido ao tratamento fitoterapêutico, enquanto as flexões do joelho em posição supina, prona e de pé para ambas as articulações do joelho aumentaram significativamente e as extensões do joelho em posição supina, prona e de pé para ambas as pernas diminuíram significativamente, o que resulta em simetria e, consequentemente, na obtenção da normalização desejada. No caso de todos os parâmetros bioquímicos acima mencionados, foram obtidas melhorias dentro dos limites normais, o que também é apoiado pela normalização da reparação da inflamação muscular no presente estudo. Os valores do IMC também diminuíram no presente resultado, o que é apoiado pela redução do peso corporal, que pode ser um dos factores causais das DAO. As subescalas WOMAC também obtiveram uma tendência decrescente desde o início até às 42 sessões, o que indica o alívio da sensação de dor. Por fim, todos os parâmetros acima referidos foram suportados pela normalização das imagens radiológicas quando comparadas com os resultados da linha de base com o final das 42 sessões.

Assim, a deteção de DAO para ambos os grupos de pacientes com ou sem sintomas de dor é um novo protocolo de diagnóstico. Os parâmetros como a anatomia, a bioquímica e a radiografia mostraram anomalias durante as DAO e estes parâmetros foram normalizados quando a fitoterapia foi aplicada aos doentes. Esta fitoterapia baseou-se na aplicação tópica de fitoconstituintes disponíveis contidos em extractos aquosos de plantas medicinais indianas, juntamente com um protocolo de tratamento específico, o que constitui um tratamento baseado em investigação inédito para as DAO. No caso do presente estudo

A DAO foi realizada apenas em relação às anomalias das articulações do joelho, enquanto outras DAO, como as das articulações da anca e das regiões lombar e cervical, ainda estão em curso.

CONCLUSÃO

Concluiu-se que a aplicação tópica de determinados fitoconstituintes extraídos (aquosos) de plantas medicinais indianas pode normalizar a DAO das articulações do joelho em 42 sessões com um protocolo de tratamento especializado [13-15; 17]. Pode ainda notar-se que as caraterísticas anatómicas, os parâmetros bioquímicos e as imagens radiológicas antes e depois confirmam a reparação adequada dos ossos fémur-tibiais. Esta é uma observação pioneira de que as alterações da DAO nas articulações do joelho podem ser normalizadas com a ajuda de plantas medicinais previamente estabelecidas [13-15; 17]. No entanto, os investigadores concentraram-se apenas na dor e os distúrbios inflamatórios foram temporariamente aliviados, mas a presente tecnologia inovadora baseia-se em extractos aquosos das plantas supramencionadas em 42 sessões com protocolos de tratamento específicos três vezes por dia, com o procedimento de aplicação dos fitoconstituintes supramencionados em diferentes posições posturais. Devem ser efectuadas mais investigações sobre

a) ferramentas de diagnóstico para outras DAO, principalmente artrite reumatoide, articulações da anca, regiões lombares e cervicais, etc,

b) caraterização dos fitoquímicos por espetroscopia de massa,

c) actividades de ligação ao recetor e ao ligando através de docking molecular para saber quais os compostos responsáveis pela normalização das DAO e pela sua prevenção,

d) Estimativa das espécies reactivas de oxigénio (ROS), superóxido dismutase (SOD), catalase (CAT), glutatião oxidado e peróxido (GO e GR) para provar que os radicais livres são responsáveis pela DAO e que os seus níveis se normalizam no final do tratamento,

e) medição das citocinas pró e anti-inflamatórias (IL-6 e IL-10) e também do anticorpo antinuclear e do anticorpo anti-péptido citrulinado cíclico (PCC) (ANA) para mostrar a inflamação na DAO, que diminui no final do tratamento.

f) medições de colagénio e 4-hidroxiprolina (O-Hyp) para mostrar a formação de colagénio que ocorre com o tratamento e

g) medições do ácido hialurónico, tanto em volume como em composições químicas, antes e depois do tratamento, para mostrar como os fitoquímicos alteram as composições químicas do ácido hialurónico.

AGRADECIMENTOS

O autor agradece a ajuda da Sra. Krishna Ganguly, Ayondeep Ganguly, Anondeep Ganguly e Abhipriya como coordenadores dos doentes e outras ajudas necessárias para completar o trabalho de investigação.

REFERÊNCIAS

[1] Altman RD, Distúrbios ósseos, articulares e musculares/distúrbios articulares. Merck Sharp and Dohme Corp., uma subsidiária da Merck & Co., Inc., Kenilworth, NJ, EUA 2016. Acedido a partir de :http://www.merckmanuals.com/home/bone,-joint,-and-
perturbações musculares/perturbações articulares/osteoartrite-oa).

[2] Lawrence RC, Helmick CG, Arnett FC, Deyo RA, Felson DT, Giannini EH, Heyse SP, Hirsch R, Hochherg MC, Hundek GG, Liang MH, Yillemer SR, Steen VD, Wolfe F, Estimates of the prevalence of arthritis and selected musculoskeletal disorders in the United States. Arthritis Rheu. 1998;41(5): 778-799.

[3] Lawrence RC, Felson DT, Helmick CG, Arnold LM, Choi H, Deyo RA, Gabriel S, Hirsch R, Hochberg MC, Hunder GG, Jordan JM, Katz JN, Kremers HM, Wolfe F, Estimates of the prevalence of arthritis and other rheumatic conditions in the United States: Parte II. Arthritis Rheum. 2008; 58(1): 26-35.

[4] Woolf AD, Pfleger B, Burden of major musculoskeletal conditions. Boletim do Órgão Mundial de Saúde. 2003;81(9): 646-656.

[5] Instituto Nacional de Saúde, Osteoartrite. Instituto Nacional de Artrite e Doenças Musculoesqueléticas e da Pele. abril, NIH Publication No. 15-4617 2015 (http : //www.niams .nih.gov/health_info/Osteoarthritis/).

[6] Glyn-Jones S, Palmer AJ, Agricola R, Price AJ, Vincent TL, Weinans H, Carr AJ, Osteoarthritis. Lancet 2015;386: 376-87.

[7] Felson DT, Anderson JJ, Naimark A, Walker AM, Meenan RF, Obesity and knee osteoarthritis: O estudo de Framingham. Ann Intern Med.1988;109(1): 1824.

[8] Felson DT, Osteoarthritis of the Knee (Osteoartrite do joelho). New Engl J Med. 2006;354: 841-848.

[9] Heitz D, O que é que quer saber sobre a osteoartrite? Healthline media 2014 (http://www.healthline.com/health/osteoarthritis).

[10] Madry H, Luyten FP, Facchini A, Aspectos biológicos da osteoartrite precoce. Cirurgia do Joelho, Traumatologia Desportiva, Artroscopia 2012;20(3): 407-422.

[11] Sridhar, M.S., Jarrett CD, Xerogeanes JW, Labib SA, Obesity and symptomatic

osteoarthritis of the knee (Obesidade e osteoartrite sintomática do joelho). J Bone Joint Surg. Br. 2012;94(4): 433440.

[12] WebMed, Centro de Saúde da Dor no Joelho. 2014 (http://www.webmd.com/pain- management/knee-pain/picture-of-the-knee).

[13] Ganguly A, Tratamento fitoterapêutico tópico para obter a simetria do joelho na osteoartrite - uma abordagem sustentável. Revista Internacional de Fitomedicina. 2015a;6: 489-509.

[14] Ganguly A, Obtenção de flexão e extensão normais das articulações do joelho nas posições supina, prona e de pé na osteoartrite através de tratamento fitoterapêutico tópico, independentemente da idade e do sexo. Revista Internacional de Fitomedicina 2015b;7(3): 290-301.

[15] Ganguly A, Alterações degenerativas na região lombar ocorrem simultaneamente com alterações osteoartríticas bilaterais nas articulações do joelho e vice-versa: Normalização com aplicação tópica de fitoconstituintes por técnicas especializadas envolvendo possível regeneração da cartilagem. Int J Recent Sci Res. 2015c;6(9): 6331-6346.

[16] Ganguly A, Degenerative changes in lumbar region always lead to bilateral degenerative changes in knee joints and vice versa: Sensation of pain cannot only be the parameter of degeneration. Anat Physiol. 2015d; S3: 002 (Doi:10.4172/2161-0940.S4-005).

[17] Ganguly A, Normalização das deformidades em varo/valgo na osteoartrite através da aplicação externa de fitoconstituintes: confirmada por estudos anatómicos
observações e perfis bioquímicos e imagens radiológicas. Anat Physiol. 2016;6: 224 (doi:10.4172/2161-0940. 1000224).

[18] Spector TD, Harh DJ, Nandra D, Doyle DV, Mackillop N, Gallimore JR, Pepys MB, Low-level increases in serum C-reactive protein are present in early osteoarthritis of the knee and predict progressive disease. Arthritis Rheum. 1997;40: 723-727.

[19] Long F, Cal X, Luo W, Chen L, Li K, Papel da aldolase na progressão e metástase do osteossarcoma: Evidências in vitro e in vivo. Oncol Rep. 2014;32(5):

2031-2037.

[20] Schmal H, Salzmann GM, Langenmair ER, Henkelmann R, Norbert P, Südkamp NP, Philipp Niemeyer P, Caracterização bioquímica da osteoartrite precoce no tornozelo. Sci World J. 2014;2014: ArtigoID434802 (http://dx.doi.org/10.1155/2014/434 802).

[21] Miyazaki T, Wada M, Kawahara H, Sato M, Baba H, Shimada S, Dynamic load at baseline can predict radiographic disease progression in medial compartment knee osteoarthritis. Ann Rheumatic Dis. 2002;61: 617-622.

[22] Steultjens MPM, Dekker J, van Baar ME, Oostendorp RAB, Bijlsma JWJ, Range of joint motion and disability in patients with osteoarthritis of the knee or hip. Rheumatology (Oxford) 2000;39(9): 955-961.

[23] Holla JFM, Steultjens MPM, van der Leeden M, Roorda LD, Bierma-Zeinstra SMA, den Broeder AA, Dekker J, Determinants of range of joint motion in patients with early symptomatic osteoarthritis of the hip and/or knee: an exploratory study in the CHECK cohort. Osteoarthr Cartil. 2011;19: 411-419.

[24] Bernhard JC, Vunjak-Jonathan G, Should we use cells, biomaterials, or tissue engineering for cartilage regeneration? Stem Cell Res Ther. 2016;7: 56.

[25] Clegg DO, Reda DJ, Harris CL, Klein MA, O'Dell JR, Hooper MM, Bradley JD, Bingham CO, Weisman MH, Jackson CG, Lane NE, Cush JJ, Moreland LW, Schumacher Jr HR, Oddis CV, Wolfe F, Molitor JA, Yocum DE, Schnitzer TJ, Furst DE, Sawitzke AD, Shi H, Brandt KD, Moskowitz RW, Williams HJ, Glucosamina, Sulfato de Condroitina e os Dois em Combinação para Osteoartrite Dolorosa do Joelho. New Eng J Med. 2006;354: 795-808.

[26] Wilsonortho, Living with painful varus and valgus deformity (parte 2b de um curso sobre osteotomia de realinhamento) 2010. Disponível em: http://www.kneeguru.co.uk/KNEEnotes/courses/realignment-osteotomy-knee- pain-course-adrian-wilson-frcs/osteotomy-varus-and-valgus-1.

[27] Bragantini A, Cassini M, DeBastiani G, Perbellini A, Controlled single-blind trial of intra-articularly injected hyaluronic acid (Hyalgan1) in osteoarthritis of the knee. Clin Trial J. 1987;24: 333-340.

[28] Rashad S, Low F, Revell P, Hemingway A, Rainsford K, Walker F, Effect of non-steroidal anti-inflammatory drugs on course of osteoarthritis (Letters). Lancet 1989;2: 1149.

[29] Bradley JD, Brandt KD, Katz BP, Kalasinski LA, Ryan SI, Treatment of knee osteoarthritis: relationship of clinical features of joint inflammation to the response to a nonsteroidal antiinflammatory drug or pure analgesic. J Rheumatol. 1992;19: 1950-1954.

[30] Zhang W, Moskowitz RW, Nuki G, Abramson S, Altman RD, Arden N, et al. Recomendações da OARSI para a gestão da osteoartrite da anca e do joelho, parte I: avaliação crítica das diretrizes de tratamento existentes e revisão sistemática das provas de investigação actuais. Osteoarthr Cartil. 2007;15: 981-1000.

[31] Zhang W, Moskowitz RW, Nuki G, Abramson S, Altman RD, Arden N, et al. Recomendações da OARSI para a gestão da osteoartrite da anca e do joelho, parte II: Orientações de consenso de peritos da OARSI baseadas em provas. Osteoarthr Cartil. 2008;16: 137-162.

[32] Zhang W, Nuki, G, Moskowitz RW, Abramson S, Altman RD, Arden NK, Bierma-Zeinstra S, Brandt KD, Croft P, Doherty M, Dougados M, Hochberg M, Hunter DJ, Kwoh K, Lohmander LS, Tugwell P, OARSI recommendations for the management of hip and knee osteoarthritis Part III: changes in evidence following systematic cumulative update of research published through January 2009. Osteoarthr Cartil. 2010;18: 476-499.

[33] Haslam E, Natural polyphenols (vegetable tannins) as drugs: possible modes of action. J Nat Prod 1996;59: 205-215.

[34] Chantia A, Traditional Knowledge of ethno medicine in Jaunsarbawar (Conhecimento tradicional da medicina étnica em Jaunsarbawar),
Distrito de Dehradun. Indian J Tradit Know. 2003;2(4): 397-399.

[35] Kurian JC, Ethno-medicinal plants of India, Thailand and Vietnam (Plantas etno-medicinais da Índia, Tailândia e Vietname). J
Biodiversidade 2012; 3(1): 61-75.

[36] Singh GB, Atal CK, Farmacologia de um extrato de salai guggal *ex-Boswellia*

serrata, um novo agente anti-inflamatório não esteroide. Agents Actions 1986;18: 407-412.

[37] Lalithakumari K, Krishnaraju AV, Sengupta K, Subbaraju GV, Chatterjee A, Avaliação da segurança e toxicologia de um novo extrato padronizado *de Boswellia serrata* enriquecido com ácido 3-O-acetil-11-ceto-β-boswélico (AKBA) (5-Loxin). Toxicol Mech Methods 2006;16: 199-226.

[38] Sengupta K, Alluri KV, Satish AR, Mishra S, Golakoti T, Sarma KVS, Dey D, Raychaudhuri SP, Um estudo duplamente cego, aleatório e controlado por placebo sobre a eficácia e segurança do 5-Loxin® para o tratamento da osteoartrite do joelho. Arthritis Res Therp. 2008;10 (4): R85 (doi:10.1186/ar2461).

[39] Schumacher HR, Pullman-Mooar S, Gupta SR, Dinnella JE, Kim R, McHugh MP, Estudo cruzado aleatório em dupla ocultação da eficácia de uma mistura de sumo de ginja no tratamento da osteoartrite (OA) do joelho. Osteoarthr Cartil. 2013;21(8): 1035-41.

[40] Tietz, Text book of clinical chemist and molecular diagnostic. Eds. Burtis CA, Ashwood AR, Burns DE, Zthediton, Elsevier Saunders, 2012; 572-557.

[41] Kim HJ, Lee YH, Kim CK, Biomarcadores de lesões musculares e da cartilagem e inflamação durante uma corrida de 200 km. Eurp. J. Appl. Physio. 2007;99:443-447.

[42] Katz JN, Chang LC, Sangh O, Fossel AH, Bates DW, Can co-morbity be measured by questionnaire rather than medical record review? Med Care 1996;34: 73-84.

[43] Sangh O, Stucki G, Liang MH, Fossel AH, Katz JN, The self-Administered Comorbidity Questionnaire: um novo método de avaliação da comorbilidade para a investigação clínica e dos serviços de saúde. Arthritis Rheum. 2003;49: 156-163.

[44] American Academy of Orthopaedic Surgeons, Joint motion: method of measuring and recording. 4ª reimpressão 1969. E. & S. Livingstone Ltd., Edimburgo, 1965.

[45] Bellamy N, Buchnan WW, Goldsmith CH, Campbell J, Stitt LW, Validation study of WOMAC: a health status instrument for measuring clinically important patients relevant outcomes to anti-rheumatic drug therapy in patients with osteoarthritis

of the hip or knee. J Rheumatol.1988;15: 1833-1840.

[46] Shah U, *Cissus quadrangularis* L.: Fitoquímicos, usos tradicionais e actividades farmacológicas - Uma revisão. Int J Pharm Pharm Sci. 2011;3(4): 4144.

[47] Souza JSN, Machado LL, ODL, Braz-Filho R, Overk CR, Yao P, Geoffrey A, Cordell GA, Telma LG, Lemos TLG, Alcalóides pirrolizidínicos de *Heliotropium indicum*. J Braz Chem Soc. 2005;16(6B): 1410-1414.

[48] Kontogianni VG, Tomic G, Nikolic I, Nerantzaki AA, Sayyad N, Stosic-Grujicic S, Stojanovic I, Gerothanassis IP, Tzakos AG, Phytochemical profile of *Rosmarinus officinalis* and *Salvia officinalis* extracts and correlation to their antioxidant and anti-proliferative activity. Food Chem. 2013;136: 120-129.

[49] Habib MR, Karim MR, Antitumour evalution of di-(2- ethylhexyl) Phthalate (DEHP) isolated from *Calotropis gigantea* L. Flower. Ata Pharm. 2012;62: 607-615.

[50] Singh S, Singh S, Singh AP, Investigação fitoquímica de diferentes partes de plantas de *Calotropis gigantean*. Revista Internacional de Publicações Científicas e de Investigação 2013; 3(9):1-3.

[51] Singh S, Singh S, Mishra RM, Mahesh Pal Shrivastava MP, Rastreio fitoquímico preliminar da folha de *Calotropis gigantea*. Revista Internacional de Publicações Científicas e de Investigação 2014;4 (2):1-3.

[52] Al-Bahtiti, NH, Um estudo dos efeitos conservantes do óleo de sésamo (*Sesamum indicum* L.) no puré de batata. Revista Internacional de Investigação Científica e Tecnologia Inovadora 2015;2(11): 6-10.

[53] Berit D, Ingrid W, Anders B, Effect of Active Hand Exercise and Wax Bath Treatment in Rheumatoid Arthritis Patients (Efeito do Exercício Ativo das Mãos e do Tratamento com Banho de Cera em Doentes com Artrite Reumatoide). Arthritis Care Res.1992;5(2):87- 92.

[54] Pavlakovic G, Petzke F, The role of quantitative sensory testing in the evaluation of musculoskeletal pain conditions. Curr Rheumatol Rep. 2010;12: 455-461.

[55] Saragaglia D, Mercier N, Pierre-Emmanuel Colle P-E, Computer-assisted osteotomies for genu varum deformity: which osteotomy for which varus? Int Orthop. (SICOT) 2010;34: 185-190.

[56] Jagtap VA, Md R, Md U, Salunkhe PS, Gagrani MB, Atividade anti-inflamatória de *Calotropis gigantea* Linn. extrato de folhas em modelos in-vitro. Int J Current Pharm Rev Res. 2010;1(2): 1-5.

[57] Yoganarisimhan SN, Medicinal plants of India (Plantas medicinais da Índia). Cyber Media 2000; 136-37.

[58] Paulsen BS, Sekou B, Drissa D, Anna JK, Adsersen A, Antiplasmodial e $GABA_A$ -benzodiazepine recetor binding activities of five plants used in traditional medicine in Mali, West Africa, J Ethnophramacol. 2007;110: 451457.

[59] Cheung S, Tai J, Propriedades anti-proliferativas e antioxidantes do alecrim *Rosmarinus officinalis*. Oncol Rep. 2007;17: 1525-1531.

[60] Belhorn LR, Hess EV, Osteoartrite erosiva. Semin Arthritis Rheum. 1993;22: 298-306.

[61] Punzi L, Bertazzolo N, Pianon M, Michelotto M, Todesco S, Soluble interleukin-2 receptors and the treatment with hydroxychloroquine in erosive osteoarthritis. J Rheumatol. 1996;23: 1477-1478.

[62] Punzi L, Ramonda R, Oliviero F, Sfriso P, Mussap M, Plebani M, Podswiadek M, Todesco S, Value of C reactive protein in the assessment of erosive osteoarthritis of the hand. Ann Rheum Dis. 2005;64: 955-957.

[63] Otterness IG, Swindell AC, Zimmerer RO, Poole AR, Ionescu M, Weiner E, An analysis of 14 molecular markers for monitoring osteoarthritis: segregation of the markers into clusters and distinguishing osteoarthritis at baseline. Osteoarthr Cartil. 2000;8: 180-185.

[64] Sinatra R, Role of COX-2 Inhibitors in the evolution of acute pain management (Papel dos inibidores da COX-2 na evolução do tratamento da dor aguda). J Pain Symptom Manage. 2002;24: S18-S27.

[65] Lin J, Zhang W, Jones A, Doherty M, Efficacy of topical non-steroidal antiinflammatory drugs in the treatment of osteoarthritis: meta-analysis of randomisedcontrolled trials. BritishMedical J. 2004;329: 324 (doi:http://dx.doi.org/10.1136/bmj.38159. 639028.7C).

[66] Bondesen BA, Mills ST, Kegley KM, Pavlath GK, A via da COX-2 é essencial durante as fases iniciais da regeneração do músculo esquelético. Am J Physiol - Cell Physiol. 2004;287(2): C475-C483.

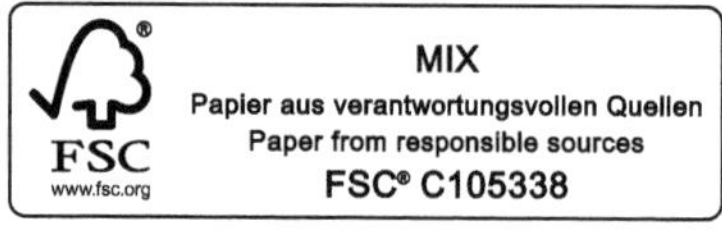

Printed by Books on Demand GmbH, Norderstedt / Germany